BUZZ

© Buzz Editora, 2023

Publisher ANDERSON CAVALCANTE
Editora TAMIRES VON ATZINGEN
Assistentes editoriais LETÍCIA SARACINI, PEDRO ARANHA
Preparação BÁRBARA WAIDA
Revisão MARINA RUIVO, CRISTIANE MARUYAMA, LIGIA ALVES,
ALEXANDRA MARIA MISURINI
Projeto gráfico ESTÚDIO GRIFO
Assistente de design NATHALIA NAVARRO
Foto de capa CAIO GRAÇA, PEDRO MALAMAM
Produção GREEN FOTOGRAFIAS

*Nesta edição, respeitou-se o novo Acordo Ortográfico
da Língua Portuguesa.*

Dados Internacionais de Catalogação na Publicação (CIP)
(Câmara Brasileira do Livro, SP, Brasil)

Suhre, Felipe
Verdade: Um lugar para todos / Felipe Suhre
São Paulo: Buzz Editora, 2023

ISBN 978-65-5393-216-6

1. Autoajuda 2. Autoconhecimento (Psicologia)
3. Autodescoberta 4. Liberdade 5. Verdade I. Título.

23-152383 CDD-158.1

Índices para catálogo sistemático:
1. Autoajuda: Psicologia 158.1

Aline Graziele Benitez – Bibliotecária – CRB-1/3129

Todos os direitos reservados à:
Buzz Editora Ltda.
Av. Paulista, 726, mezanino
CEP 01310-100, São Paulo, SP
[55 11] 4171 2317
www.buzzeditora.com.br

Felipe Suhre

VERDADE

Um lugar para todos

Com a mais profunda gratidão e amor, dedico este livro à minha mãe, Miriam, ao meu pai, Albano, e ao meu irmão, Marcos, por serem fonte inesgotável de amor e compreensão, a certeza do porto seguro e os grandes incentivadores dos meus sonhos.

Vossos filhos não são vossos filhos.
São os filhos e as filhas da ânsia da vida por si mesma.
Vêm através de vós, mas não de vós.
E, embora vivam convosco, não vos pertencem.
Podeis outorgar-lhes vosso amor, mas não vossos pensamentos,
porque eles têm seus próprios pensamentos.

KHALIL GIBRAN

11	O maior amor do mundo
15	Do outro lado da cortina
17	Introdução
27	1 O vulcão
43	2 Liberdade condicional
55	3 O amor cego e o amor que vê
67	4 O colchão inflável
77	5 A grande prateleira
91	6 A pergunta
107	7 O renascimento da águia
117	8 O salto de fé
135	9 Você suporta ser feliz?
149	10 Adultecer ou adoecer
163	11 A verdade vos libertará
175	12 Tolerância e amor
185	13 Um lugar para todos
191	Agradecimentos

O MAIOR AMOR DO MUNDO

O Felipe me ensina desde que nasceu, abrindo nossa mente e coração. Não tem como ser hipócrita. Como mãe, eu já percebia que ele tinha sensibilidade, um lado feminino mais aflorado.

Eu conseguia perceber que o Felipe tinha um jeito próprio de ser.

Nossa convivência sempre foi muito fraterna e amorosa dentro de casa, e, mesmo percebendo alguns sinais, nunca abordei o assunto. Ele cresceu, teve relacionamentos com mulheres e ainda assim eu tinha uma pulguinha atrás da orelha.

Mas, como o Felipe nunca tocou no assunto, não me dei o direito de perguntar.

E ele sempre ia me mandando sinais.

A verdade é que os sinais vinham, mas nem sempre eu queria enxergar.

Um dos momentos mais bonitos que vivemos foi quando estávamos na Praia do Rosa, juntos, logo depois de ele ter me contado ao telefone sobre a sua verdade. Mais do que nunca, o nosso amor se fazia presente da maneira mais genuína e transparente.

O Felipe foi honesto, e eu disse que a orientação sexual dele não mudaria nada em nossa vida. Eu o respeitaria, e imagino como deve ter sido para ele dizer isso para nós.

Os pais geralmente criam os filhos para constituir família, casar, ter um lar, filhos, dar netos. E muitas vezes não nos preparamos para outros caminhos. Só que, ao mesmo tempo, precisei entender que essas expectativas eram minhas, não do Felipe. Eu sabia que aquele dia ia chegar, que eu teria aquela revelação, e já estava me preparando para o momento.

Acredito que a mãe tenha uma sensibilidade maior. A maternidade nos fortalece, nos prepara, carregamos um filho na barriga por nove meses, e o vínculo é muito forte. Os movimentos, o desenvolvimento do bebê, o afeto, o carinho, o parto, um dos momentos mais lindos da vida de uma mãe.

Contar a história do Felipe é ajudar outras famílias e a sociedade, que vive com o preconceito e a hipocrisia de não aceitar a sexualidade das pessoas e critica, julga, exclui. Acredito que o caminho passa pelas mães e pelos pais entenderem que existe algo maior: o amor pelo filho, um amor incondicional, que não determina condições para ser vivido, demonstrado e celebrado.

Hoje me sinto uma ferramenta de Deus para abrir os olhos e o coração de muita gente ao falar sobre a orientação sexual do meu filho.

Nós não temos o direito de julgar ninguém, muito menos nossos filhos. Nosso dever é transmitir para eles segurança, paz e amor e, dentro de casa, fazer com que se sintam menos vulneráveis e inseguros diante de críticas ou intolerâncias enfrentadas fora de casa.

A família é a base do fortalecimento emocional dos filhos, e fortalecê-los é responsabilidade nossa. Dar colo, proteger, acolher, estender a mão e estarmos mais unidos ainda diante dos desafios, quando algo não acontece exatamente como a gente esperava.

Hoje em dia, muito se fala em empatia, sobre se colocar no lugar do outro. Como seres humanos, precisamos nos colocar no lugar das outras pessoas. É a única maneira de transformarmos a sociedade.

Declaramos amor todos os dias. Falamos de amor todos os dias. E o amor atinge o seu ápice quando todos os envolvidos vivem a sua plena verdade. No momento em que o Felipe abriu seu coração, o amor transbordou ainda mais em nossa vida.

Trouxe paz à nossa vida.

Nos trouxe vida.

Boa leitura!

MIRIAM, mãe do Felipe

DO OUTRO LADO DA CORTINA

No dia do meu vigésimo oitavo aniversário, recebi o maior presente que uma pessoa poderia receber: o Felipe veio ao mundo para colorir ainda mais a minha vida. Sim, nós nascemos no mesmo dia e mês.

E, desde que o vi pela primeira vez, como pai, eu sabia: não são os pais que decidem a vida dos filhos. Quem decide as coisas são eles. Cabe aos pais apoiá-los naquilo que eles decidirem.

Quando o Felipe me contou sobre sua sexualidade, eu não imaginava. Já tinha visto ele com namoradas, e acredito que para qualquer pai seria uma surpresa, porque mexe com muitas questões, expectativas, sonhos.

Existia também uma preocupação, porque todos podem sofrer algum tipo de preconceito em alguma instância. Isso porque sabemos que existem pessoas com a cabeça mais fechada em relação à diversidade.

Em nome do amor pelo meu filho, precisei abrir a minha cabeça também. Eu nasci na roça, vim de uma família alemã, tudo isso era uma realidade de que eu não tinha referência alguma.

Os pais precisam entender que a vida que eles colocaram no mundo pertence aos filhos.

O tempo não volta, e não se recuperam aqueles momentos de convivência perdidos, nem o carinho nem os laços.

ALBANO, pai do Felipe

INTRODUÇÃO

Sufoco. Aperto no peito.

Quem nunca viveu a sensação de estar preso dentro de si mesmo?

Vivendo uma vida de aparências, sorrindo, ganhando aplausos e curtidas e buscando cada vez mais reconhecimento de quem está fora, porque algo dentro de você precisa ganhar lugar e forma, mas você não consegue deixar que saia?

É como querer se libertar de uma corrente que aprisiona o coração, mas não conseguir abrir a fechadura do cadeado, mesmo estando com a chave nas mãos.

Então, a fuga.

Uma fuga de si mesmo. Da própria verdade. E fugir de si é criar a maior armadilha para sua vida. Você cava um buraco cada vez mais fundo e, quando se dá conta, virou um poço profundo. Você está soterrado, ou sufocado, porque não consegue sair dali.

Vejo diariamente pessoas fazendo isso com a própria vida. Pessoas que fogem de sua verdade. Que fogem do que querem, negam sua identidade.

Pessoas que deixam de viver o que sempre sonharam, principalmente para terem o amor dos seus pais, para serem aceitas, para pertencerem a algo.

Muitas delas conseguem se reencontrar com a própria verdade depois que aceitam a si mesmas. Até lá, no entanto, vivem em busca da aceitação externa, uma busca que não tem fim e que as deixam cada vez mais distantes, levando-as a fugir de sua própria essência, de sua própria história.

Eu fugi da minha história durante muito tempo. Por isso, posso dizer a você, com toda a franqueza: o medo de ser quem somos nos limita a tal ponto que nos tornamos justamente quem não queremos ser.

Quantos de nós não fomos castrados na infância, ouvindo frases de reprovação dos nossos pais, que não tinham condição de amar os filhos e as filhas do jeito que eram? Seja qual for o desamor que você experimentou, ou a barganha que fez para ter esse amor de volta, pode ter certeza: se em algum momento algo não foi dito, e o silêncio se fez presente até se tornar um fantasma em sua vida, ele foi o maior barulho, que estremece sua alma até hoje.

As palavras não ditas – ou as que são ditas de maneira atravessada – viram uma cortina de fumaça entre as pessoas. E, quando essas relações são próximas, cria-se uma tensão, um distanciamento, um desamor. E todos perdem.

Desse jeito, nenhuma relação é capaz de ser sustentada.

Desse jeito, nenhuma relação existe.

Como lidar com essa assombração interna, esse medo de se expor? Como permitir a si mesmo ser quem você é? Como deixar de abrir mão de quem você é a fim de ser aceito por aqueles que ama?

A verdade é que a dor de não existir pode provocar consequências muito graves em um indivíduo. Consequências físicas, psíquicas e emocionais: deixamos de existir aos poucos quando não assumimos nossa verdade. Deixamos de pertencer ao nosso mundo, de fazer o que viemos fazer, de compartilhar o que há de mais precioso dentro de cada um de nós.

Um dos passos mais corajosos que dei na minha vida foi escrever este livro. Ele me liberta para que eu possa transformar minha cura em bálsamo para tantas pessoas que ainda não trataram suas dores e que permanecem presas ao sofrimento que corrói suas noites.

Costumo dizer que nossa maior dor é também nossa maior missão. É o que precisamos curar no outro. Por ter curado essa dor em mim, hoje coloco a minha história a serviço do leitor.

Em vez de passar uma vida inteira em conflito consigo mesmo, desconectando-se da sua verdade, talvez tenha chegado a hora de você e eu darmos esse passo juntos.

A descoberta da sua verdade, seja ela qual for, pode ser uma libertação.

A minha – e você a conhecerá ao longo da leitura deste livro – diz respeito à minha orientação afetiva, que percebi aos cinco anos, quando olhei para um colega com admiração e ganhei uma mordida bem no lado esquerdo do peito. Era a dor física que sinalizava que aquilo não era autorizado. Era a dor que não me permitia esquecer que eu deveria deixar meu coração quieto.

Só que essa dor se tornou insuportável quando cresci e me dei conta de que estar diante dos meus pais e não revelar quem eu era fazia de mim um estranho. Para eles. Para mim.

Esse doloroso fingimento, que todo mundo simulava não perceber para que palavras difíceis não fossem ditas, criou uma espécie de cortina de fumaça bem espessa entre mim e meus pais.

Estávamos juntos, mas eu não era eu de verdade. Era aquele que queria ser amado. Que não queria ser reprovado. Que fazia o que todos queriam.

Eu era um bom moço.

Por mais que a questão da homossexualidade estivesse de alguma forma resolvida dentro de mim e que eu me relacionasse com pessoas do mesmo sexo, ainda existia uma parte minha que, ao não trazer esse tema para dentro da minha família, escondia a verdade. Eu nunca era eu por inteiro, só pela metade.

E como uma pessoa pela metade pode ser íntegra? Eu era como um equilibrista procurando caminhar sobre uma corda bamba, me esforçando para não cair.

Eu tinha medo de cair. Tinha medo do julgamento, de ficar estatelado no chão, sem condições de me levantar. E, na minha vida, embora eu tenha sido corajoso diante do mundo e da sociedade muitas e muitas vezes, nem sempre consegui me aceitar.

Quando entrei na faculdade de Medicina para ser aquele que eu achava que esperavam que eu fosse, o filho perfeito, vesti o avental branco, mas senti a dor de fugir da minha verdade. Era tão massacrante que abandonei a faculdade e comecei a buscar algo mais conectado comigo.

No jornalismo eu me encontrei, tive sucesso, fui para a televisão mas, no auge da carreira, deixei aquilo pra trás.

Eu percebia que ainda precisava me conectar mais com a minha verdade. Havia tanta coisa dentro de mim que precisava ser exposta e não estava no script que eu tinha criado, o de bom moço que virou repórter de um dos programas mais assistidos pela família brasileira...

Ah, a família brasileira... A mesma família que se reunia na sala conversando sobre amenidades para não tocar em temas dolorosos. Que se escondia na superfície dos problemas para não encarar o que doía de fato.

Lembro de mim sentado na sala ao lado dos meus pais, às nove da noite, sabendo que era a oportunidade perfeita para dividir com eles aquilo que estava entalado na minha garganta. Mesmo que eles já soubessem, eu sentia que precisava falar. Assumir para eles seria assumir para mim mesmo.

Quando assumimos a nossa verdade, não há como retroceder.

E eu decidi assumir, com a certeza de que sem trazer luz à verdade, não me libertaria do peso de palavras não ditas que sufocavam minha alma.

Este livro pode representar para você um conforto, um colo, até mesmo um soco no estômago. Mas, acima de tudo, é a dose de um remédio. As palavras curam, libertam e nos deixam livres para assumir a nossa verdadeira essência e, dessa forma, viver em plenitude, libertos, agindo criativamente – criando a vida à nossa maneira.

Seja o criador da sua própria vida, sem medo de assumir quem você é. Só assim você poderá experimentar a beleza de entrar em contato consigo mesmo, com seus sonhos – por incrível que pareça, essa é a única maneira de se relacionar de verdade com as pessoas que você ama. Quando se despe por completo, você só tem a ganhar.

Sua vida depende de você assumir a sua verdade.

O medo de ser
quem somos nos
limita a tal ponto
que nos tornamos
justamente quem não
queremos ser.

Tenho um filho que hoje completa dezoito anos, meu filho amado, meu companheiro, melhor filho, melhor irmão que alguém poderia ter. Vou contar como, em 2016, descobri que ele é gay.

Ele estava entrando na adolescência, fase complicada para qualquer um de nós. Na época, eu era católica praticante e meu filho também, ele estava fazendo Crisma e indo para um grupo de jovens, mas percebi que ele andava muito calado, só queria ficar no quarto.

Comecei a achar estranho. Até que um dia eu estava no trabalho e resolvi abrir o Messenger dele. Ali, eu li algo que me deixou completamente sem saber como agir. Naquele momento, meu filho estava on-line com uma amiga e dizia a ela que queria se matar, que era uma aberração, que eu nunca iria amá-lo por ele estar sentindo aquelas coisas.

Falou para ela que daquela vez ele teria coragem de fazer, e a amiga pedia para ele, pelo amor de Deus, não fazer aquilo.

Só lembro de pegar a minha bolsa e dizer para o meu chefe que eu precisava correr para casa. Cheguei em casa, fui direto ao quarto do meu filho, abracei-o e pedi pelo amor de Deus para ele me contar o que estava acontecendo. Meu filho, sem entender bem o porquê daquela atitude, tentou desconversar e falar que não tinha acontecido nada.

Foi quando eu mostrei a mensagem aberta. Ele então começou a chorar e falou que precisava me contar uma coisa.

Aquele foi um dos momentos mais dolorosos da minha vida, pois meu filho me contou que estava sentindo atração por um menino da sala dele e disse que aquilo não era certo, que ele era um erro, uma aberração e que eu nunca o aceitaria daquela maneira, que ele tinha vergonha de me contar.

Naquele momento, eu só chorava. Pensei: "Meu Deus, meu filho é gay, e agora?".

Estou aqui, contando e revivendo tudo aquilo, e a dor é grande.

E se eu tivesse perdido meu filho? Como eu estaria hoje?

Um dia, fui organizar o quarto dele e atrás do guarda-roupa encontrei uma carta, a mais triste que já li na vida. A carta era de meu filho para Deus.

Não me lembro das palavras exatas, mas tinha algo assim: "Deus, por que eu?

Por que eu não posso ser normal? Por que eu tenho que ser a decepção da minha mãe? Se eu morrer agora, eu vou para o céu ainda?

O Senhor me deixa entrar no céu?"

Meu filho queria morrer porque achava que, se morresse no começo da vida, ainda daria tempo de ir para o céu.

E hoje em dia ele me diz que eu tê-lo apoiado, entendido e aceitado fez com que voltasse a querer viver, a acreditar que era uma pessoa normal.

E tanto eu quanto o pai do meu filho, a minha família e a família do pai dele aceitam-no como ele é, e isso é crucial para meu filho.

Relato de JOSI ANDI

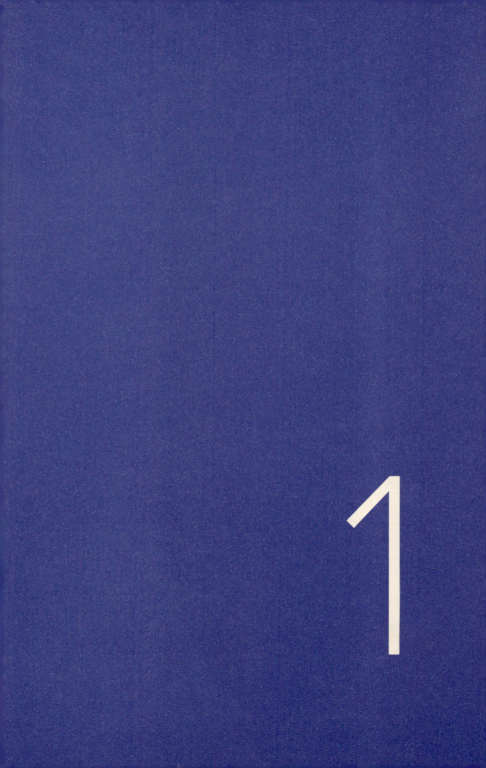

O VULCÃO

O Monte Fuji é a montanha mais alta da ilha de Honshu e de todo o arquipélago japonês. Há quem acredite que a montanha é um ser e tem alma. Os japoneses, desde os tempos antigos, consideram o Fuji sagrado, pois acreditam que é a porta de entrada para um novo mundo.

As lágrimas corriam pelo meu rosto enquanto eu me conectava comigo mesmo diante dessa porta.

Foi ali que, efetivamente, entrei para um novo mundo. E, enquanto observava aquele fenômeno da natureza, um filme passava pela minha cabeça.

Um mês antes...

– *Você precisa colocar uma data-limite para fazer isso. Vai ajudar a pressionar seu inconsciente a colocar para fora. Você não tem noção de quão libertadora vai ser a sua vida quando colocar isso para fora.*

As palavras do meu terapeuta vinham como agulhadas. Era verdade. Eu precisava, depois de tantos anos, ter a conversa em que escancararia a verdade sobre minha homossexualidade para meus pais, mas até então nunca havia tido a coragem de colocar em palavras tudo o que eu precisava dizer aos dois em voz alta.

Eu estava com uma viagem programada para o Japão, minhas tão sonhadas férias, e meus pais marcaram uma visita à minha casa uma semana antes de eu embarcar. Eles moram no Rio Grande do Sul e eu, no Rio de Janeiro. Eu sentia que finalmente teríamos a conversa que eu esperava acontecer havia 36 anos.

Assim que os recebi, senti o estômago revirar. Os dois nem imaginavam minhas intenções; falávamos sobre amenidades enquanto jantávamos. Quando sentamos nós três na sala, logo depois do jantar, eu me vi com a faca e o queijo na mão, mas não conseguia esboçar nenhuma ação.

Eu olhava para eles, ambos com os olhos fixos na TV, e pensava: "Hoje preciso contar". Enquanto ensaiava mentalmente um jeito de começar a conversa, vinha um medo absurdo de ser rejeitado, e a nuvem imaginária e espessa que nos separava ficava ainda maior.

Quanto mais eu tentava atravessá-la, mais difícil se tornava.

Eu observava meu pai e minha mãe ali, os dois sem imaginar o que se passava dentro do meu coração. Meus pais sempre foram muito amorosos, mas eu tremia por dentro ao imaginar que poderia não ser mais aceito por eles.

Eu estava enfrentando um bloqueio que nunca achei que teria.

Quando o relógio marcou nove horas, senti um sono fora do comum. Hoje sei que era uma estratégia da minha mente para me permitir fugir da situação.

O sono seria aceitável se alguma vez na vida eu tivesse ido dormir nesse horário, mas não. Estávamos só nós três na sala, era a hora perfeita, eu olhava para eles e meu coração acelerava. Isso se repetiu nas noites seguintes durante todo o tempo em que eles ficaram na minha casa.

A sensação que eu tinha era a de que, se tivesse a tal conversa, morreria; se não tivesse, sentia que poderia morrer também.

Junto com o ar que eu não respirava, eu engolia as palavras que queria dizer e tentava digerir minha falta de coragem. Ia me diminuindo aos poucos, me sentindo pior, fraco, sem acreditar que seria possível em algum momento me comunicar com meus pais.

A visita durou quatro dias. Quando me despedi deles, fiquei mal. Como eu tinha sido capaz de passar esse período ao lado dos meus pais sem dizer uma só palavra sobre o que tinha pensado, elaborado e planejado durante tanto tempo?

Era assustador saber que ao longo daqueles dias eu não conseguia sustentar o olhar das duas pessoas que mais amava.

A sensação era de incongruência. Como se eu fosse um grande mentiroso. Eu não cabia em mim. Era um estranhamento tão intenso que eu me questionava diante do espelho: Que espécie de ser humano eu era? E a resposta não vinha.

O desconforto de não assumir a minha verdade era abissal.

Quando nos comprometemos a fazer algo tão importante e não conseguimos cumprir o combinado, parece que nossa alma sai do corpo. Vem a sensação de que estamos desconectados de algo e nos sentimos impotentes. Eu me via como o pior ser humano do mundo. Me sentia incapaz de falar o que precisava. Nas noites em que os meus pais dormiam no quarto ao lado do meu, não consegui pregar o olho – e olha que a insônia não costumava ser um problema para mim.

Foram quatro noites ensurdecedoras. O barulho dentro da minha mente, de vozes que não se calavam, era alto demais para ser ignorado.

Minha alma estava ali, cobrando a promessa: *Você não vai viajar para o Japão sem resolver isso.*

Quanto mais perto eu chegava da data-limite, pior era a sensação que me invadia.

Eu sofria fisicamente a dor de ser covarde.

Nessa mesma semana, depois que meus pais foram embora, nas poucas vezes que falei com eles por telefone, eu só gaguejava. A garganta ficava seca, as palavras pareciam não querer sair.

Até que chegou o tão aguardado dia da viagem. Entrei no Uber e a vida ficou em suspenso. Eu tinha todos os sintomas de medo e ansiedade. Queria telefonar para eles antes de viajar, porque tinha sido uma promessa que fizera a mim mesmo, mas todos os meus temores me atacavam ao mesmo tempo: o medo de não ser amado, o medo de não ser aceito, o medo de ser rejeitado.

Eu suava frio, estava enjoado e com a respiração ofegante.

De casa até o aeroporto, vivi os 25 minutos mais inexplicáveis da minha vida. Parecia que meu corpo ia se desintegrar. Lembro de ter passado pela Baía de Guanabara e de o motorista falar alguma coisa comigo, mas eu não conseguia escutar.

Assim que cheguei ao aeroporto, joguei as malas, meu corpo e todo o peso que sentia em uma cadeira do saguão e decidi: vou ligar para eles.

A segunda decisão a tomar era: com quem eu falaria primeiro? Resolvi que começaria pela minha mãe.

Ela atendeu e nós falamos sobre amenidades, sobre a expectativa para o meu embarque, mas eu tremia por dentro. Até que falei:

– Esta é a conversa mais importante das nossas vidas.

Assim como acontece na maioria dos lares brasileiros, nunca fomos de ter conversas difíceis, mas temos buscado cada vez mais isso de uns tempos para cá, principalmente depois do dia em que essa conversa aconteceu. Por ter vivido essa experiência, hoje acredito que filhos, pais e mães devem sempre ter conversas sérias quando sentem que chegou um momento determinante para a evolução da relação familiar. Assim é possível lidar com os desafios com uma sabedoria inimaginável.

E foi o que aconteceu. Minha mãe, quando comecei a falar, transmitia uma calma e uma presença que eu nunca tinha visto. Ela sabia que aquele era o ponto de virada da nossa história.

Verbalizei ali mesmo que nossa relação ficaria mais verdadeira depois daquela conversa. Mais genuína.

– Tenho uma coisa importante para contar, que eu omiti a vida inteira. Como você é minha mãe, preciso dizer.

Eu sabia que ela amava o meu primeiro marido, com quem eu havia me relacionado durante sete anos, então achei que usar essa história para revelar o que eu precisava falar seria a melhor estratégia. O que eu queria era conectar a minha confissão a alguma coisa positiva, que remetesse ao amor. Porque é exatamente isso que é.

– Mãe, você sabia que tipo de relação eu tinha com o Thiago, né?

Enquanto ela respondia "Claro, a mamãe sempre soube", eu começava a voltar para mim. Caí no choro, como se uma criança despertasse aqui dentro, e senti se dissipar aos poucos todo aquele medo de não ser amado, de ser rejeitado e excluído.

– Isso não muda nada. A mamãe continua te amando... – ela prosseguiu.

Respirei fundo.

– Mãe, você não imagina o medo que eu tinha de te falar isso...

Enquanto as palavras saíam, fluidas, o alívio se instalava, e eu me sentia liberto. Naquele momento confessei o quanto temia que ela não me amasse mais e como era difícil viver escondendo essa dor.

Acolhedora como sempre, minha mãe disse que a revelação não mudava absolutamente nada.

A frase que coroou essa conversa tão especial veio a seguir:

– Nosso amor só se fortaleceu a partir do momento em que você confiou em mim para contar isso.

Meu coração voltou a bater no ritmo certo. Ela, então, explicou que nunca tinha falado a respeito porque acreditava que eu não quisesse tocar nesse assunto, e respeitava isso.

Hoje sei o quanto foi madura a decisão da minha mãe, mas, ao mesmo tempo, quando vejo tantos amigos sofrendo com o mesmo dilema, me pergunto se a atitude de falar, de colocar a verdade para fora, precisa mesmo vir dos filhos. Será que, para muitos pais, o silêncio não seria uma forma de tentar se defender e de não olhar para o que não querem ver? Talvez seja mais fácil os pais deixarem a responsabilidade das conversas difíceis para os filhos. E a pergunta que fica é: os pais não poderiam buscar essa e tantas outras conversas? Os filhos escolhem não falar porque têm medo da reação dos pais. Mas e se os pais naturalizassem as conversas mais sérias dentro de casa, será que o canal estaria mais aberto?

Às vezes, a relação entre pais e filhos é truncada, sem abertura, com uma rigidez que intimida. E, assim, o sol vai sendo tapado com a peneira.

Desliguei a chamada e em seguida telefonei para meu pai, que também me acolheu amorosamente. O tom foi o mesmo. As palavras, doces.

Quando encerrei a segunda ligação, ali, no saguão do aeroporto, eu era como uma criança que tinha acabado de nascer.

Meus pulmões se expandiram como quem respira pela primeira vez.

Eu estava reaprendendo a respirar. Tive a sensação de estar saindo daquele primeiro choro, aquele que começa com nosso nascimento, e respirando pela primeira vez.

Eu estava renascendo.

Fui para o céu, literalmente. O avião decolou e eu deixei lá embaixo o fardo que carregava nas costas. Eu me sentia profundamente amado pelos meus pais. Me sentia profundamente amado por Deus.

Senti o divino pulsando dentro de mim, com os raios dourados do sol aquecendo o meu corpo através da janela do avião.

Ali, eu tinha me reconectado comigo mesmo e acessado o meu lugar de resplendor. Foi a primeira vez que me uni plenamente com a minha verdade.

Sem dúvida foi o maior desbloqueio emocional, energético e espiritual que vivi.

Quando desembarquei no Japão, do outro lado do mundo, o mais distante fisicamente que já estive dos meus pais em toda a minha vida, me senti mais próximo deles do que nunca.

Sentado diante do Monte Fuji, aquele lugar sagrado que sonhava conhecer desde criança, eu parecia estar usando a roupa mais confortável do mundo. Me sentia dentro de mim, pois onde habita a nossa verdade não há espaço para desconforto.

Deixei escorrerem as lágrimas, de plenitude, de gratidão.

E a profecia estava certa: aquele lugar era a porta de entrada para um novo mundo. Minha vida mudaria para sempre a partir dali.

De todos os bloqueios que me tornaram o ser humano que sou, aquele tinha sido o maior de todos, e me libertar trouxe a coragem de ser ainda mais eu, de acessar a conexão fantástica que sentia comigo mesmo e com meus pais.

Meus dois maiores sonhos se realizaram: conhecer aquela montanha e ser eu de verdade.

A viagem se estendeu por vinte dias de leveza em que me permiti turistar flutuando. A comida tinha sabor, minha vida tinha brilho e alegria. Eu estava inteiro.

Não havia mais a sensação de que faltava uma parte minha. Do outro lado do mundo, eu me sentia conectado com o mundo todo. E comigo mesmo.

Um mês depois...

Eu tinha sido convidado para ser o mestre de cerimônia do casamento de um casal de amigos, e estava radiante, pois tinha muita vida e amor dentro de mim para compartilhar com eles. Mais do que nunca, eu sabia o que era amor. Eu sentia amor. E me sentia preparado, potente, íntegro para falar em nome do amor, consagrar uma união.

Mas seria a primeira vez que encontraria meus pais pessoalmente depois do telefonema do dia da viagem para o Japão.

A ansiedade gritava no meu peito, tão grande era a expectativa de olhar os dois nos olhos novamente.

Eu sabia que os sentimentos viriam fortes, mas, ao mesmo tempo, temia não sentir aquela conexão que esperava tanto sentir, temia que tudo aquilo que falamos ao telefone não se concretizasse tão plenamente no encontro físico.

O cenário era paradisíaco. Garopaba, na Praia do Rosa, em Santa Catarina.

Depois que a cerimônia terminou, convidei meus pais para almoçar. E ali, sentados em um quiosque na praia, comendo peixe e tomando chope, experimentei a maior sensação de completude da minha vida.

Não faltava nada. Não sobrava nada. Era uma sensação de plena conexão, sem ruídos.

O silêncio não era mais devastador como antigamente. Era puro. Estávamos preenchidos pelo amor e pela conexão. Pela verdade.

Naquele dia não houve subtextos, era apenas presença, estar junto e sentir uns aos outros.

Aquilo era viver plenamente minha essência, uma sensação das mais incríveis que um ser humano pode ter.

Eu havia celebrado um amor, mas celebrava o maior dos amores com meus pais.

Quando nos alinhamos com nossa verdade, existe um transbordamento de nós mesmos que nos preenche e não deixa que falte nada. Derrama, mas continua cheio.

Era tudo muito vivo e especial, e esse sentimento libertou várias outras áreas da minha vida que, a partir de então, começaram a fluir melhor.

Foi justamente depois de tudo isso que comecei a entender mais claramente meu caminho profissional. Entendi naquele momento que eu queria ajudar as pessoas a encontrar sua própria verdade e a colocar a voz delas no mundo, a viver em congruência.

Você só pode levar alguém até lugares para onde já foi.

Essa revelação, que eu havia percebido no Monte Fuji, me mostrava um novo começo, me trazia novas perspectivas profissionais e de vida.

Eu me sentia íntegro, pois quando pensamos, sentimos, falamos e fazemos aquilo que queremos, existe integridade. Congruência.

Não é possível falar de amor e tolerância quando não se vive isso. Não posso falar de amor se tenho raiva do meu filho, se o julgo, se sinto desamor por ele. É incongruente.

A pergunta que fica é: *O quanto você fala, e o quanto faz o que fala?*

Você está alinhado com o que diz? Seria íntegro da minha parte celebrar um casamento se eu não estivesse conectado com o amor dos meus pais? Seria coerente falar sobre tolerância e transparência na relação se eu não buscasse isso nas minhas relações?

Os relacionamentos são complexos, seja entre pais e filhos, seja entre pessoas hétero ou homossexuais.

Falar não é apenas dizer palavras, é dizer internamente algo sobre si mesmo.

E, neste momento, eu sei que é importante saber quais atitudes estamos tomando em nossas vidas e se elas estão congruentes com aquilo que queremos viver, com aquilo por que nossa alma clama.

Quanto mais sinto que faço o que falo, mais congruente estou.

Isso refletiu em meus projetos de vida porque honrei minha história, me conectei com minha verdade pessoal e deixei que ela fosse parte da vida dos meus pais. Assim que integrei a força dos meus pais ao meu mundo, ganhei muito mais energia para me realizar, para ocupar meu lugar no universo e conquistar um espaço de confiança na vida.

É a força vital que se move através da conexão com nossos pais.

Mas é importante saber que, para que esse movimento fosse feito, para que essa aceitação pudesse acontecer, foi preciso que nós três olhássemos com franqueza para nossas programações mentais. Foi preciso encararmos tudo o que eu e eles tínhamos aprendido sobre bom e ruim, certo e errado. Crenças e verdades internas sobre mim e sobre eles mesmos. As expectativas que eles alimentavam sobre a sexualidade dos filhos estavam em jogo. Eles esperavam ter netos? Temiam me ver sofrendo preconceito? Eu os havia convidado, com aquela conversa, a revisitar todos os seus paradigmas. Isso era necessário para que eu e eles tivéssemos essa sensação de conexão.

Todos nós tivemos que parar para rever nossos padrões comportamentais. Temos a tendência a repetir comportamentos, porque repetimos milhares de coisas. Porque foi assim que aprendemos. Você e eu fomos programados para pensar, sentir, falar e agir como fazemos hoje.

A primeira grande pergunta que minha história traz como reflexão é: *Que realidade você está vivendo e que verdades está vivenciando? Tudo pode ser dito na sua vida ou você está se escondendo atrás de algo? O que merece seu amor e acolhimento?*

Não quero falar apenas da relação entre pais e filhos. As relações em geral exigem esse olhar, a palavra dita, o encurtamento de distância. E você precisa observar a maneira como se relaciona consigo mesmo, com seu trabalho, com as pessoas que vivem ao seu redor.

Você tem que olhar para dentro de si e para tudo em que acredita dentro do mundo que você ocupa. Esse é o verdadeiro e único caminho para se transformar e construir uma nova realidade.

Acredite: é um caminho que só você pode percorrer.

Se algo o desagrada ou se você não está feliz com algum ponto da sua vida, se não está vivendo uma vida conectada com seu propósito, precisa olhar para dentro.

Garanto que essa decisão nem sempre é confortável ou tranquila, porque ela nos mostra verdades que não temos coragem de admitir nem para nós mesmos. Ela nos faz refletir sobre escolhas, sobretudo.

Mas você não tem culpa do que sente. Você é o resultado da história que construiu e que constrói dia após dia.

Se aprendeu com seus pais, com seus avós, com a sociedade, com a religião, isso não faz diferença. O que importa é o modo como se relaciona com o que aprendeu.

Com tudo o que tenho estudado e vivido, ajudando milhares de pessoas a acessarem sua verdade e a terem mais qualidade de vida, conquistarem espaço para sua voz no mundo, se realizarem, prosperarem, entendi que desde crianças nós conhecemos a dor e não temos o direito de agir da maneira como gostaríamos. Para atenuar essa dor, a criança se torna resignada e cria outra personalidade, tornando-se o que as outras pessoas querem que ela seja.

Muitas pessoas permanecem nessa fase pelo resto da vida, sendo quem os outros querem que elas sejam, e não param de forjar máscaras que as protegem de um sofrimento maior.

Talvez você não saiba, mas a erupção vulcânica é provocada pelo acúmulo de pressão quando acontece a movimentação das placas tectônicas, o que acaba gerando uma descarga de energia. Dependendo da intensidade com que ocorre a erupção, ela pode ocasionar tremores na superfície.

Nós não somos diferentes dos vulcões.

No entanto, se estivermos em paz, podemos ser como o Monte Fuji, um vulcão que não oferece esse risco, porque está em paz. Assim como eu me senti quando estive diante dele.

Assim como devemos estar quando colocamos nossa verdade para fora, sem precisar explodir de alguma maneira.

Desde crianças nós conhecemos a dor e não temos o direito de agir da maneira como gostaríamos. Para atenuar essa dor, a criança se torna resignada e cria outra personalidade, tornando-se o que as outras pessoas querem que ela seja.

2

LIBERDADE CONDICIONAL

No terceiro ato de *O lago dos cisnes*, um dos mais famosos espetáculos de balé do mundo, o Cisne Negro faz uma série de piruetas subindo e descendo na ponta dos pés enquanto gira ao redor de si mesmo. É uma das sequências mais difíceis do balé, o *fouetté*, que significa chicoteado. Sua essência é ser um movimento contínuo, ininterrupto.

Para que o *fouetté* seja realizado com perfeição, os bailarinos precisam estar de braços abertos para a vida, mas sempre mantendo o equilíbrio e o eixo. E olhando para o novo.

O antropósofo Rudolf Steiner dizia: *As pessoas que querem ser as portadoras do futuro têm de desenvolver a possibilidade de transformar os conceitos rígidos, dogmáticos, em conceitos mutáveis, porque, assim como mudam os tempos, também têm de mudar nossos conceitos, se quisermos compreender os tempos.*

Os tempos mudaram, mas será que estamos abertos a essa compreensão? Será que estamos aptos a transformar conceitos rígidos em novas possibilidades?

Eu não tinha noção disso quando, em segredo, comprava ingressos para assistir a espetáculos de balé. Sempre fui o melhor amigo das meninas, e muitas delas eram bailarinas. Então, em nome da nossa amizade, eu ia assistir às apresentações delas de fim de ano. Esse era o pretexto que eu alegava, mas, na verdade, ir a uma apresentação de balé era uma grande transgressão. Quase escondido, na última fileira do auditório, para não ser notado como um dos únicos meninos ali presentes, eu observava a leveza dos movimentos, a coragem dos meninos e meninas que se dedicavam àquela arte, os saltos no escuro que possibilitam mudanças de rumo.

Eram tantas possibilidades.

Na minha cidade, entretanto, um local onde a vida ainda pedia licença para fazer coisas que não estivessem dentro do que era considerado socialmente aceitável, meninos usavam azul e meninas usavam rosa. E quem era extravagante o bastante para aceitar a si mesmo em condição diferente era chamado de "viado".

Meu maior medo não era tirar nota baixa ou ir mal na escola; era que soubessem que eu era um deles. Eu nem sabia direito o que era, ou não queria admitir essa verdade para mim. Mas o fato é que desde bem cedo, quando a pergunta crucial da infância girava em torno de "De quem você gosta?", eu engolia em seco a resposta. Não sabia o que dizer, para onde olhar. Não me sentia confortável para apontar um nome de menina. E, na época em que eu ainda não conseguia entender o que se passava dentro de mim, fizeram um questionário na escola em que meninas e meninos – poucos, porque se importar com perguntas desse tipo era coisa de menina – responderam a uma série de perguntas: da cor do cabelo à questão crucial: "De quem você gosta?".

O caderno-questionário rodou de carteira em carteira, e, quando chegou em mim, vi meu nome escrito nele como um futuro promissor. Sim, muitas meninas haviam respondido que era de mim que gostavam. Eu era o menininho perfeito, loiro de olhos claros. O genro bonito, bondoso e educado que toda mãe queria ter.

No entanto, havia chegado a minha vez de escrever no tal caderno, e olhar para aquela linha em branco fez minha alma gritar – a linha que pedia o nome da menina que poderia ganhar meu coração.

A linha que me separava do resto do mundo era essa, a da incompreensão. A da inexpressão da minha verdade. E isso, na infância, já doía. Anos depois percebi a dimensão exata do tamanho dessa dor. Percebi então que, enquanto não pudesse trazer à tona o que queria expressar, era como se estivesse caindo durante um rodopio mal ensaiado.

Enquanto tentava me encaixar, era com meu irmão mais velho que eu buscava parecer.

Certa vez, ele pediu aos meus pais uma bota bem masculina, daquelas que deixam os pés e pernas rígidos e sem muito movimento, o passo duro, robótico, sonoro, quase arrebentando o chão por onde pisa.

Eu quis uma bota igual, pois queria pertencer ao mundo do meu irmão. Ser aceito era melhor do que ser excluído naquele momento.

Quando calcei as botas, logo pensei na expressão "Calçar um sapato que não é meu". Era muito desconfortável, não tinha a leveza de um movimento como o *fouetté*. Era como se eu engessasse minha personalidade para não me tornar quem era de verdade.

Mas geralmente as pessoas só têm a liberdade de ser quem são quando aqueles ao redor delas mostram aquilo que elas podem ser. Sem referências positivas e impulsionadoras, o desafio fica maior.

No interior do Rio Grande do Sul, eu era um menino diferente dos outros. Morávamos uma cidade bastante tradicional, principalmente naquela época. Talvez uma das cidades mais conservadoras daquele estado. Isso contrastava comigo, porque eu acreditava que havia algo de diferente em mim.

Muita coisa ao meu redor não refletia meu mundo interior. Os meus desejos e buscas mais intrínsecos. O que via, sentia e ouvia dentro e fora de casa não correspondia ao que eu sentia, e essa clausura era claustrofóbica. Solitária, muitas vezes.

Na escola, todos usavam uniformes iguais, uma prática que, metaforicamente, representava uma tentativa de tirar a identidade das crianças. Uniformizar, padronizar todos e fazer todos escutarem as mesmas histórias e guardarem as mesmas referências e verdades.

Eu me sentia inadequado em um contexto de tanta castração, e, embora meus pais sempre me dessem muito amor, não encontrava uma referência externa para dar vazão ao que eu sentia.

Quando, forçosamente, jogava futebol na rua com os meninos da rua, havia um vizinho gay que passava e era visto quase como um animal no zoológico, uma alegoria. Sempre que ele aparecia, atraía uma chuva de comentários e cochichos maldosos por parte dos meus amiguinhos.

Talvez você já tenha assistido a *Red: Crescer é uma fera*, filme no qual uma menina entra em grande conflito, dividida entre ser a boa filha que sempre foi e sua nova personalidade. Além do caos gerado por toda a mudança em seus interesses, relacionamentos e corpo, sempre que ela se agita ou se estressa, se transforma em um panda vermelho gigante. Essa metáfora é usada todas as vezes que a menina é constrangida pelos novos desafios que se apresentam em sua vida. Ela deixa suas inseguranças se agigantarem.

O fato é que, na vida real, crianças e adolescentes têm medo de se tornar quem realmente são pelo simples fato de que isso os faz se sentirem mais longe da família de origem.

A menina do filme se diverte sendo um panda gigante. Ela não deseja reverter essa situação e controlar o tal do panda.

Todos nós só conseguimos crescer quando nos libertamos da necessidade de sermos o que nossos pais querem que sejamos. Quando paramos de sufocar o panda.

Na minha rua, o vizinho gay era o panda gigante. O cara que se assumia como era, sem medo de parecer totalmente diferente dos demais. Mas o medo de ser esse panda, esse animal do zoológico, essa pessoa estranha, me fazia temer cada vez mais assumir minha condição.

Todos temos receio do julgamento, do que os outros vão pensar.

Nada disso é dito para uma criança, mas tudo se torna padronizado em sua vida. Essas construções e estruturas emocionais são minuciosamente trabalhadas na mente dela dia após dia, e ela vai criando as suas verdades. Mas que paradoxo! Essas verdades costumam ser o oposto do que a criança verdadeiramente é na essência.

É um "Cala a boca, fica quieto, você só fala besteira" que um pai grita para o filho e que o deixa intimidado, com dificuldade de se expressar no dia a dia ou incapaz de falar em público. É um "Engole o choro" que o impede de colocar para fora emoções e sentimentos. É um "Não faz mais que a obrigação" que o faz achar, quando adulto, que não pode cobrar mais caro pelo seu serviço, porque pensa que o que faz ou diz não tem valor nenhum, já que interpretou assim as experiências que teve.

A criança vai entendendo o mundo e criando registros mentais a partir de suas experiências, e assume tudo isso como verdade absoluta.

A educação extremamente rígida, permeada pela intolerância ao erro, nos torna adultos inseguros, que não conseguem colocar suas ideias em uma reunião, ou que precisam da validação dos outros. Que nunca se sentem prontos para tirar um projeto do papel.

Quando falo sobre isso nos meus cursos e palestras, os pais imediatamente se culpam pela maneira como agiram ou agem com seus filhos, mas sempre os convido a se lembrar de que eles transmitem aquilo que receberam na sua própria infância, e não foram capazes de atualizar seus sistemas operacionais. Eles também foram crianças um dia.

Somos adultos presos em sistemas operacionais de crianças.

Se falamos sobre amor incondicional, devemos entender que não é bem assim que funciona a relação entre pais e filhos na primeira infância. O amor dos pais pelos filhos muitas vezes é permeado de condições e contratos velados. O não dito que é expresso de outras formas, ou o dito de forma truncada, violenta.

Ter a coragem de assumir a si mesmo é também dar a liberdade para que o outro seja quem ele é.

E aqui não estou falando apenas da expressão do amor entre duas pessoas do mesmo sexo. Também não estou me referindo apenas à infância.

Uma amiga certa vez contou que, quando seu pai descobriu que ela estava grávida, ficou sem conversar com ela durante dias. Tudo isso porque essa minha amiga não era casada. A rejeição fazia sua alma doer, porque para ela a importância do amor paterno era tão grande ou maior do que o desejo de ser mãe.

Quando falamos da expressão da nossa maior verdade e essência, precisamos resgatar nossa história de vida da infância. Ela mostra que os pais e o meio podem castrar a essência e a individualidade dos filhos de maneira irreversível.

Uma das poucas brincadeiras tidas como mais masculinas de que eu gostava quando era criança era o que chamavam de armadilha. Eu pegava uns fios de um aquecedor velho que não funcionava mais, passava-os no meio do jardim, montava a armadilha e sonhava que ela explodia.

Eu sentia a necessidade de ser masculino para pertencer. Uma armadilha que eu tentava viver e, ao mesmo tempo, um desconforto, um atrito que gerava uma faísca que, naquela época, não foi suficiente para implodir tudo isso. Era um vulcão, uma armadilha que queria explodir.

Eu queria viver a minha verdade.

Hoje sei que, ao dar esse passo e romper com os paradigmas impostos, você mostra para as pessoas que não tiveram a mesma coragem de assumir a própria verdade que é possível ser quem elas são.

Muitas vezes os pais não desejam o sucesso dos filhos, porque isso iria assinalar que eles mesmos não souberam conduzir suas próprias vidas, e que os filhos sim são realizados. Já vi alunas contando que as mães invejavam suas empreitadas pessoais porque não tinham sido tão ousadas na juventude.

Na relação entre pais e filhos muitas coisas ficam obscurecidas quando não há aceitação. Em vez de dar asas aos filhos, tenta-se cortá-las.

E, quando você se liberta, é um efeito dominó. Nada fica de pé ao seu redor.

Mas será que os pais estão abertos a ver a vida através do olhar das crianças? E o sonho dourado de ser o pai perfeito ou a mãe perfeita?

Os pais ganham muito em repertório quando se deixam conduzir pelo destino e pelo futuro dos filhos, que vão andar independentemente da vontade alheia!

Gostamos de rótulos e preconceitos que desconectam pais e filhos, que geram desamor, mas em algum momento houve uma conexão que nos deixava sem vontade de respirar para que aquele instante não acabasse nunca. O meu momento de conexão acontecia quando ficávamos eu, meus pais e meu irmão debaixo da coberta nos dias frios do inverno gaúcho. Era tão aconchegante quanto o útero materno, quente, pulsante de amor. Lembro que era tão gostoso que eu mal me mexia para não me desconectar daquele instante perfeito e mágico.

Era um medo de não conseguir sustentar aquela felicidade, aquele conto de fadas.

Voltando ao *fouetté*, o movimento que só os grandes bailarinos conseguem completar, a pergunta é: como eles conseguem se sustentar? Por que só alguns conseguem?

A resposta está na própria pergunta: eles só conseguem porque são capazes de dar vida ao movimento exigido pelo corpo. De dar vazão à expressão da própria alma. De elevar a si mesmos sem medo de que o rodopio os faça perder o centro ou o equilíbrio e até mesmo os faça despencar no chão. O risco da queda abrupta e implacável talvez os fizesse desistir de se apresentar no palco da vida.

Ao longo dos últimos anos, tenho me dedicado profundamente a estudar e trabalhar com o mundo das emoções e da espiritualidade. Quando reencarnamos, nossa alma é atraída para o ambiente em que precisamos viver nesta nova vida. Essa atração e os objetivos pelos quais ela acontece são determinados por dois pontos centrais: pelo que não conseguimos experienciar no amor e na aceitação em nossas vidas anteriores e pelo que nossos pais terão de resolver e aprender por intermédio de uma criança.

Nascemos com consciência do que queremos ser. Entretanto, crescemos e vamos sendo embotados, interrompidos pelos bloqueios mentais dos adultos que corrompem nosso fluxo, nosso movimento natural e fluido.

E essa descoberta dói, nos transforma em pandas raivosos que dificultam a comunicação e a conexão entre pais e filhos. Em vez de sermos como o Cisne Negro, que transcende o limite do espaço e do tempo em manobras que nos deixam entorpecidos por sua sensibilidade, permanecemos paralisados no medo e na resignação, criando máscaras, personalidades que não condizem com quem somos.

E, assim, muitos impedem a vida de brotar. As novas possibilidades de prosperar.

Parafraseando Belchior, cantado por Elis Regina, *Você pode até dizer que eu tô por fora ou então que eu tô inventando. Mas é você que ama o passado e que não vê que o novo sempre vem.*

É só se permitir. Não viver como nossos pais. Honrar toda a história deles e de todos que vieram antes, mas nos permitir fazer um pouco diferente, aceitando nossa verdade e transgredindo aquilo que nos foi imposto durante a vida toda. Porque temos o direito de expressar nossa essência.

Os momentos de ruptura ou de mudança são os pilares que sustentarão você na busca do diferente, de ser quem você realmente é.

Somos adultos presos em sistemas operacionais de crianças.

3

O AMOR CEGO E O AMOR QUE VÊ

Existe um conceito elaborado por Bert Hellinger, um dos maiores nomes da Constelação Familiar – uma linha terapêutica poderosíssima na qual fiz uma das minhas formações –, que traz a perspectiva do amor cego e do amor que vê.

Quando penso em minha história, esse conceito se aplica a muito do que vivi.

O amor cego é o que vivenciamos nas relações quando não temos consciência do que fazemos e queremos ser fiéis à nossa família de origem. Pensemos "família" aqui como um grupo amplo, que vai muito além de nossos pais e avós.

Para nos afirmarmos como seres humanos, seguimos os comportamentos da nossa família para pertencer a ela, mesmo que o que desejamos para nós esteja no caminho contrário ao que eles construíram para si. Esse é o amor cego.

Por sua vez, o amor que vê honra e respeita a família, mas segue aquilo que seu destino determina para si, sem a tentativa de fazer algo simplesmente para agradar aos familiares. Ele honra todos os que vieram antes, mas se permite fazer diferente.

Na prática, o amor cego é aquele que é reproduzido nas famílias quando não temos coragem de ser quem somos. Por exemplo, minhas tias perguntavam nas festas de Natal: "E as namoradinhas?", esperando que eu fosse me casar com uma mulher. É natural elas perguntarem isso, é o padrão que elas e a maior parte da sociedade aprenderam. E eu ainda nem dimensionava quão enraizada em mim estava essa concepção.

Essa concepção era tão forte, essas verdades internas, que desde os quinze anos eu tinha uma inconsciência profunda de como seria meu futuro. Como se as "namoradinhas" fossem uma realidade que em breve seria materializada em minha vida.

Eu nem cogitava que pudesse existir outra vida possível de ser vivida.

Em meus planos futuros, eu vislumbrava um adulto formado em Medicina, que era uma profissão perfeita para agradar meus pais – não que eles pedissem que eu fizesse isso; era eu que buscava –, casado com uma mulher, com dois filhos, de preferência um casal, o menino mais velho que a menina, viajando nos finais de semana para uma chácara com cercadinho branco para ter dias incrivelmente felizes como em um comercial de margarina.

Com isso, eu sufocava qualquer tentativa de afeição por alguém do mesmo sexo que eu. Eu estava programado para viver esse roteiro. Dentro de mim, esse era o amor cego.

Apesar de sentir desejo por homens, eu tinha medo de que meus amigos imaginassem que eu pudesse ter algum tipo de admiração diferente por eles, e era sufocante viver dessa forma.

Foi então que conquistei a primeira namorada. Eu a amava, sentia desejo por ela e comecei a viver exatamente a vida que era projetada para homens como eu.

Eu havia sonhado e idealizado muitas coisas para mim, e, quando pensava na possibilidade de perder o que desejava, chegava a pensar em viver minha vida inteira sem ser quem eu sou de verdade.

Confesso que poderia ter levado uma vida dupla até hoje caso não tivesse despertado a tempo. Quantos homens e mulheres vivem casamentos de fachada e têm relacionamentos extraconjugais com pessoas do mesmo sexo? Quantos levam uma vida de mentira?

Lembro que, apesar de ser desconfortável viver dessa maneira, eu jamais imaginava que pudesse um dia passar a vida longe desse formato de família. Desse formato de vida.

E o meu plano de seguir o script perfeito ganhou mais força quando entrei na faculdade de Medicina.

Na época, eu estava distante da pessoa que me tornaria, mas tinha uma vaga ideia do que seria viver de acordo com meus instintos mais primitivos. Certa vez, em uma casa noturna, avistei um homem lindo, sem camisa, dançando. Eu estava ao lado da minha namorada, mas fiquei desconcertado. O que era aquilo que revirava dentro do meu peito? Um desejo diferente, arrebatador.

Isso aconteceu há 24 anos, e hoje sei do que se tratava o tipo de desejo genuíno que foi sentido naquela noite.

Eu poderia escolher entre guardá-lo, sufocá-lo, ou dar vazão a ele. E escolhi sufocar: eu ainda nem pensava em lhe dar vazão.

Esse era o Felipe de 18 anos, seguindo seu roteiro de vida com uma namorada maravilhosa e perfeita, sem qualquer clareza de que estava nesse emaranhado, sem autoconhecimento, angustiado, sentindo que as partes não se conectavam entre si.

E eu não conseguia entender o motivo, mas, com o passar do tempo, minha alma passou a gritar e meu eu ansiava por viver de verdade.

Até que decidi me mudar para o Rio.

O jaleco da faculdade de Medicina era como uma camisa de força que tive a coragem de rasgar quando decidi mudar de vida. Pelo menos médico eu não seria.

Essa foi a primeira da sequência de ações corajosas que seriam exigidas de mim a partir de então.

Antes disso, porém, uma das minhas atitudes mostrou certa dose de covardia. Sem conseguir olhar a namorada nos olhos, terminei nosso relacionamento pelo telefone. Não tinha justificativa, nem explicação.

A inconsciência de minha agonia era tão forte que eu só queria fugir daquele contexto para tentar me reencontrar. Foi assim que coloquei um ponto-final no meu namoro, tranquei a faculdade e fui morar longe da minha raiz e de meus pais. Mais especificamente, a 2.150 quilômetros da minha cidade de origem. Essa foi a distância necessária para tentar me reencontrar comigo.

Uma distância que podemos calcular, mas que dentro de mim era incalculável. Eu não sabia quão longe estava da vida que ansiava viver.

Paguei o preço altíssimo de ficar longe das pessoas mais importantes da minha vida: os meus pais. Não tinha mais almoços em família, colo, comidinha feita com amor. Não tinha mais amor. Pelo menos, não o amor cego. Eu precisava acessar o amor que vê. Precisava dar um tempo de tudo para respirar e para deixar aquele sufocamento se dissolver. Talvez viver outras experiências.

Como eu havia feito teatro na escola quando criança, decidi ingressar em uma escola de teatro. Justo eu, que representava uma peça na minha vida. Justo eu, que interpretava um personagem de quem eu era. Que vivia atrás da cortina, mas apresentava um espetáculo convincente para todo mundo.

Só que, ao pisar naquela escola, naquele local cheio de vida, onde pessoas do Brasil todo vinham suspirar por liberdade, comecei a entender o que era viver na própria pele. Mulheres e homens absolutamente convictos dos seus afetos, assumindo orientações sexuais das mais diversas. Sendo felizes. Sendo normais. Simplesmente sendo.

Ainda lembro como me senti ao finalizar a primeira semana de aula no teatro.

Eu começava a acessar uma verdade intensa. Finalmente o mundo externo passou a validar o que eu sentia. Era real. Funcionava, dava certo. Era possível. Fazia sentido e provocava felicidade.

Nessa grande trupe, eu os acompanhava sem dar um grande passo. Eram pequenos movimentos em que eu tentava ensaiar algo, sem conseguir ir adiante.

Foram dois anos sentindo intensamente aquela verdade, mas sem coragem de me tornar quem eu era.

Na época, meu grande sonho era encenar uma peça clássica: *Romeu e Julieta*, de Shakespeare. O homem responsável pela frase "Ser ou não ser, eis a questão" me provocava de outra forma.

Eu sabia que precisava resolver essa questão profunda: Ser ou não ser?

Então, em uma festa, conheci um homem lindo por quem me interessei. Ele começou a demonstrar que o sentimento era recíproco.

Meu irmão estava lá também, e eu tinha muito medo de ser visto por ele conversando com alguém do mesmo sexo. Esse cara pediu meu telefone, e a cena parecia um filme adolescente da *Sessão da Tarde*. Minhas mãos tremiam com o papel, e saí dali como se estivesse cometendo uma grande transgressão, quase um crime.

Em pouco tempo ele me ligou e me chamou para sair. Aceitei o convite e, quando cheguei no encontro, em um apartamento com outros amigos dele, ouvi um deles dizer:

– Você nem parece gay.

Por mais controverso que possa parecer, fiquei mais confortável ao ouvir isso. Curiosamente, não parecer quem eu era me trazia mais alívio do que dar bandeira de quem eu queria ser.

Foi minha primeira experiência com um homem.

E foi como se uma vida se descortinasse diante de mim. Senti a confirmação de que realmente era o que eu queria. Aos poucos, aquela cortina de fumaça que existia entre mim e os outros homens com as verdades não vividas começou a se dissipar.

Quando realmente a enfrentei, tive a sensação e a confirmação que esperei sentir a vida inteira. Até então tudo estava no imaginário, bloqueado e reprimido.

Essa era a minha verdade, e me percebi confortável ao vivê-la. Ser eu era libertador.

O alívio de viver a vida que eu queria era como rasgar a alma para que ela pudesse se expandir.

Acessar a nossa verdade – seja ela qual for – é irreversível.

Pouco depois, comecei a namorar um cara. Eu saía com ele o tempo todo, estava com ele em todos os lugares, e meus amigos começaram a perceber. Até que veio a pergunta que pouca gente tem coragem de fazer:

– Vocês namoram, né?

Não tive medo de confirmar. Aos poucos, os amigos foram entendendo minha orientação, sem julgar nem mostrar qualquer tipo de preconceito.

Mesmo assim, dentro de casa, as pessoas se referiam a ele como meu amigo.

Era um assunto que ninguém dava conta de abordar ainda, e eu entendo. Todos nós estávamos passando por um processo de revisitar as próprias programações internas.

Foi assim quando comecei minha relação estável com um namorado com quem viria a me casar. Ele estava comigo em todos os lugares, mas, quando estávamos na minha casa, ninguém falava sobre isso.

Eram duas vidas paralelas: a que eu vivia no Sul, quando encenava um personagem para minha família, e aquela de quando voltava para o Rio e era eu mesmo.

Era como se existisse uma cortina que afastava esses dois personagens tão diferentes entre si. Fiquei muito tempo vivendo dessa forma.

Até que, paralelamente ao teatro, me formei na faculdade de Jornalismo e comecei a trabalhar na televisão como repórter no programa do Caco Barcellos. E uma terceira via se abriu diante de mim: os colegas de trabalho.

Mesmo trabalhando no ambiente da TV, eu não tinha coragem de comentar sobre minha vida pessoal com ninguém. Ainda que saíssemos e viajássemos juntos, passando grande parte do tempo dividindo confidências, eu sentia receio de me abrir.

Até que um evento nos fez criar uma nova história. Mais uma vez, um casamento. Era de uma pessoa da emissora, e decidi comparecer acompanhado.

– Este é o Thiago, meu companheiro – falei com voz firme quando cumprimentei o Caco.

Para minha surpresa, ele respondeu com a maior naturalidade:

– Sério, Suhre, você é casado?

– E com um homem – completei.

A esposa dele na época, que estava ao seu lado, disse em alto e bom som:

– Com um homem lindo, inclusive.

Respirei aliviado e expliquei que não tinha contado antes porque, quando estava começando no programa, tinha medo de ser julgado, de ser menos valorizado.

Ele simplesmente me abraçou, me acolheu, disse que todos no programa tinham muito carinho e amor por mim. No final da festa, Caco disse ainda:

– Como deve ter sido difícil pra você ficar sem falar nada por tanto tempo... Me coloquei no seu lugar. Você tem muita inteligência emocional.

Ter a validação do chefe era a cereja do bolo.

Eu podia ser eu no meu trabalho. São camadas que vamos soltando e que vão nos tornando mais próximos da nossa essência.

Hoje, ouso dizer que oitenta por cento dos meus amigos vivem essa realidade de não serem eles mesmos no trabalho. São personagens que enfrentam incômodos diários por estarem em ambientes onde muitas vezes ouvem piadinhas e precisam forçar o riso.

O riso que a gente quer ter todo dia, em toda a vida. Esse riso solto eu senti quando namorei a Preta Gil e convivia com aquela família livre. Nela, todos podiam ser quem eram, sem rótulos nem exclusões. E eu refletia: será que vou poder ter uma família assim tendo um relacionamento com um homem? O que de fato é uma família?

O conceito de família, para mim, ainda era aquele que o amor cego tinha construído.

Mas um dia você percebe que o amor que vê foi capaz de enxergar uma nova forma de ser, de estar, de viver. A família do cercadinho branco não era uma construção minha. Eu podia fazer uma nova versão de mim e de todo o roteiro da minha vida.

Um dia você percebe que o amor que vê foi capaz de enxergar uma nova forma de ser, de estar, de viver.

4

O COLCHÃO INFLÁVEL

No dicionário, a definição de família é um grupo de pessoas vivendo sob o mesmo teto. Na Bíblia, uma das leituras afirma que é a instituição que alicerça a vida em sociedade.

Seja como for, "Família é a base de tudo" é uma frase que escutei a vida inteira dentro da minha casa, e isso sempre teve um efeito muito poderoso dentro de mim. Mas o que de fato é família?

No tempo em que namorei a Preta Gil e frequentava a casa dela, algo que me deixava nutrido de amor, além da nossa relação, era a união familiar.

Na época ela ainda morava com o pai, Gilberto Gil, e com o filho, Francisco, que tinha 12 anos. E aquele era um lugar que me transmitia leveza e liberdade. Ali, todo mundo podia ser quem era.

Não que na minha casa não houvesse essa permissão, mas eu ainda não estava aberto a levar aquela verdade aos meus pais. Aos 26 anos, algumas coisas ainda eram nebulosas para mim. Eu voltava a namorar uma mulher e frequentava a casa onde ela reunia sua família e amigos, uma casa que me trazia a sensação de que todo mundo podia falar sobre tudo. As conversas eram sobre política, música, sexualidade, amor e afeto. E tudo isso acontecia em deliciosos almoços aos domingos, sempre com convidados.

As pessoas eram todas muito interessantes, porque eram únicas. Eram peculiares, eram elas mesmas, autênticas, o que trazia potência aos encontros. Todos se complementavam nos bate-papos. A franqueza com a qual tudo se desenrolava naquele apartamento me deixava encantado.

Hoje trabalho com autenticidade, e, nas minhas imersões, convido as pessoas a resgatarem suas verdades. Sempre que promovo esses encontros, entendo como cada pessoa pode contribuir muito mais para o mundo onde vivemos quando ela se assume para si e para os outros. Quando assume suas verdades.

Como venho de uma educação que valoriza muito a família, tendo sentido e ouvido durante toda a minha vida que família é a base de tudo, eu realmente tinha vontade de viver esse sonho e construir a minha própria. No entanto, como eu não tinha nenhuma referência de família gay, me pegava pensando: será que se eu tiver um relacionamento com um homem tudo isso será possível?

Eu estava em um relacionamento com uma mulher e aquela questão batia na minha porta, bagunçando a minha cabeça.

Seria possível aquela harmonia em um relacionamento homossexual?

Ali na família Gil, diante daquele cenário perfeito, em que as refeições eram gostosas, as conversas eram motivadoras, a confraternização, o amor, o afeto, tudo mexia muito comigo, mais uma vez vinha a pergunta: *será que posso ter tudo isso?*

E a pergunta vinha com outras indagações, em especial no que dizia respeito a filhos. Antigamente eu sonhava ter filhos, e de repente aquele desejo tinha sido deixado de lado. Depois me peguei pensando se antes eu queria ter filhos por ter acreditado em um formato de construção social ou se havia um desejo genuíno de paternidade.

O fato é que o desejo de ser pai tinha desaparecido, mas nesse processo eu me via perguntando a mim mesmo: como seria a minha família?

Eu posso ter filhos se quiser, não preciso ter uma companheira. E existem várias formas de se constituir uma família e um vínculo de amor. Hoje tenho amizade com casais gays que têm filhos e são extremamente felizes, construindo entre eles vínculos de amor e de cuidado muitas vezes mais bonitos e verdadeiros do que casais heterossexuais.

Antes, porém, eu fervilhava com perguntas sem resposta.

Quando o meu namoro com a Preta terminou, conheci o Thiago, uma relação que mudaria tudo na minha vida. Foi tão bonita a nossa história que sentimos o desejo de morar juntos.

Eu ainda não tinha tido coragem de contar aos meus pais sobre o namoro, mas eles haviam conhecido o Thiago no Rio.

Sem ter coragem de levá-lo para Alegrete, certa tarde, quando eu, meu irmão e meu pai estávamos na piscina conversando, meu pai fez menção de tirarmos uma foto dos Suhre. "Os homens da família Suhre."

Aliás, isso também era uma questão para mim – a perpetuação do sobrenome, essa coisa de pensar "Quem levaria o nome da família adiante".

Na minha cidade isso ainda era muito forte, a pergunta "De que família você é?".

Quando fizemos a foto de nós três para eternizar aquele momento, meu irmão imediatamente mencionou que a enviaria para sua esposa. E meu pai, com a maior naturalidade do mundo, disse o seguinte:

– Manda para o Thiago também.

Fiquei perplexo. Olhei para meu irmão e pensei: será que meu pai desconfia de alguma coisa?

Alguns anos antes, no Rio de Janeiro

Eu e meu irmão sempre tivemos uma relação muito íntima. Foi por causa dele que fui para o Rio de Janeiro. Ele abriu os caminhos para que eu pudesse ser eu.

Íntegro, sincero, transgressor, meu irmão sempre era ele mesmo.

Como morávamos juntos, eu sabia que um dia teria que abrir minha verdade para ele. Logo que tive meu primeiro namorado, comecei a querer sair de casa para os encontros, e foi então que tomei a decisão de contar ao meu irmão o que estava acontecendo.

Eu tremia da cabeça aos pés quando entrei no quarto para fazer a confissão.

– Nós somos melhores amigos. Você é meu grande parceiro de vida. Preciso te contar uma coisa.

Ele ficou me observando e ouviu com atenção.

– Estou namorando um homem.

Meu irmão deu um leve sorriso, simplesmente me abraçou e disse:

– Pipe, tá tudo bem. Isso não muda nada, eu te amo muito.

Aquele momento trouxe um grande alívio. Era ele que sempre me apoiava em tudo, com quem eu sempre dividia angústias, desafios.

Por isso, naquela tarde na piscina, anos mais tarde, ao lado do meu pai, nos entreolhamos com a pergunta em mente: "O que foi essa conversa? Será que o nosso pai sabe?". Logo depois, haveria mais uma surpresa. Outra fala do meu pai coroaria minhas esperanças:

– Inclusive, da próxima vez que você vier para Alegrete, traz o Thiago. Acho um absurdo até hoje ele não ter vindo aqui...

Um ano antes, no Rio de Janeiro

A cada dois meses meus pais iam para o Rio me visitar e se hospedavam na minha casa. Era uma época em que eu e o Thiago já morávamos juntos. Então, claro, tínhamos um quarto nosso, onde dormíamos em uma cama de casal, e um quarto de hóspedes, onde recebíamos as pessoas, também com uma cama de casal.

Assim que meus pais entravam em casa, ninguém dizia nada, ninguém entrava em detalhes. Pegávamos as malas deles, levávamos para o quarto onde dormíamos e simplesmente dizíamos:

– Vocês vão dormir aqui.

Não era esclarecido se aquele quarto era meu, se era de hóspedes. O fato é que eu e o Thiago íamos dormir juntos no quarto de hóspedes, e era aí que começava a encenação da maior peça de teatro de todos os tempos.

Eu pegava um colchão inflável, enchia na sala para que todos vissem o que eu estava fazendo, e entrava com ele no quarto onde dormiria com o Thiago, posicionando o colchão ao lado da cama.

Obviamente eu dormia na cama com meu marido, mas, para que isso acontecesse, eu fazia a maior encenação. Embora eu fosse convincente por ser um ator na época, aquilo me fazia muito mal. Na hora em que pegava a bomba de encher o colchão, me vinha uma sensação extremamente desconfortável, de eu ser uma farsa.

São tantas coisas que guardamos e não damos conta de transparecer que um dia a conta chega. Não dava mais para viver daquele jeito, só que a minha coragem de contar a verdade a eles não era maior que meu medo da rejeição.

De manhã, quando acordávamos, todos sentávamos à mesa de café da manhã e ninguém tocava no assunto. Mais uma vez, reforço que compreendo tudo isso, que o processo de aceitação e de falar sobre esse tema nem sempre é simples para ambos os lados. São muitas questões envolvidas.

Foi então que um casamento aconteceu. Mais um para a lista dos que causaram mudanças efetivas nas nossas vidas.

Era o casamento do meu irmão, meu melhor amigo, meu confidente. E meus pais ficariam na minha casa.

Fui o mestre de cerimônia, e mais do que nunca a vibração do amor se fazia presente. Na hora da festa, todos estavam tão felizes que em determinado momento abracei minhas tias e contei para elas a minha verdade.

Elas me abraçaram, receberam aquela verdade com tanta alegria que me senti a pessoa mais abastada do mundo.

Era tão importante falar sobre isso com elas que o alívio foi imediato.

Minhas tias disseram que já desconfiavam e que me amavam ainda mais pelo fato de eu ter revelado a minha verdade.

No entanto, algo mexia muito comigo: a consciência de que todo mundo já sabia, menos meus pais. Eu me sentia traindo as pessoas mais importantes da minha vida. Já tinha contado para o meu irmão, para as minhas tias, para os meus primos. E como efetivamente dizer a eles quem eu verdadeiramente era?

Justo no momento em que meu irmão estava começando a construir a própria família surgia esse questionamento. Principalmente porque eu não sabia quais eram as expectativas deles em relação ao início de uma família para mim.

O único jeito que encontrei de dar conta daquilo que não conseguia digerir foi, ao chegar em casa na noite do casamento dele, não encher o colchão inflável como fazia todas as noites. Meus pais notaram, óbvio. E, quando na manhã seguinte o Thiago acordou para trabalhar, minha mãe entrou no quarto, se deitou ao meu lado na cama e me abraçou sem dizer nada.

Ficamos naquela conexão, em que eu sentia todo o acolhimento dela. Implicitamente, com aquele gesto, ela demonstrava que me apoiava.

Conversamos sobre amor, casamento, família, celebração e, enquanto eu sentia todo aquele amor fluindo dela, também sentia culpa por não conseguir expressar a verdade que precisava ser dita.

Desde esse dia, nunca mais enchi o colchão inflável quando eles me visitavam.

Alguns meses depois, no Rio de Janeiro

– *Experimenta este pedaço, Thiago.*

Meu pai oferecia a carne mais nobre do churrasco para o meu companheiro, talvez ainda sem desconfiar que ele fosse meu marido, mas em uma demonstração de afeto que me fazia sentir o gosto de estar em família.

Meu pai é perito em churrasco e ama preparar e oferecer os grelhados para as pessoas.

Naquele dia, relembrei o violão do Gilberto Gil ao redor da mesa. Para mim, a cena do meu pai com a faca, cortando aquele pedaço de carne, parecia até mais poética, mais significativa, mais representativa e emocionante do que qualquer outra.

Aquele era seu gesto de amor. Seu jeito de demonstrar amor.

Uma tentativa de dizer "Você é da nossa família".

E eu, na tentativa de entender o que era uma família possível, consegui perceber que em algum momento poderia ter uma família desconstruída. Que em algum momento poderia ser quem eu era.

Que em algum momento eu poderia ser e viver a família que construí para mim. Que não seria como a do comercial de margarina, nem como a família Gil, nem como a da Bíblia ou a do dicionário.

Seria uma reinvenção da família Suhre. Uma reinvenção talhada com minhas próprias mãos, delicadamente, a cada dia. Uma reinvenção pautada na minha verdade. Que me trazia mais conforto do que qualquer família poderia me oferecer.

Cada pessoa pode contribuir muito mais para o mundo onde vivemos quando ela se assume para si e para os outros. Quando assume suas verdades.

5

A GRANDE PRATELEIRA

Falar sobre escolhas e assumir quem somos não se restringe à sexualidade. O movimento cuja bandeira levanto é muito maior e abrange mais que as relações afetivas. Trabalho com isso diariamente, desbloqueando pessoas para que elas possam viver suas vidas em seu potencial pleno, encontrando a própria essência, para que sejam felizes, realizadas, prósperas e não deixem de viver tudo que podem viver pelo fato de não terem tido coragem de seguir adiante com seus sonhos ou assumir quem realmente são.

Ser é um grande desafio nos tempos atuais, quando a maioria quer parecer. E quem somos fica escondido debaixo de infinitas camadas, em uma casca que nos impede de viver, mesmo com o coração pulsando e o oxigênio enchendo os pulmões de ar.

Viver é mais do que existir ou sobreviver atrás de papéis que vamos assumindo sem pensar se estão conectados com aquilo que mais desejamos e somos.

E eu, que já encenei muito antes de encarar meu papel de protagonista da minha própria história, hoje sei o quanto dói ficar nos bastidores esperando para entrar em cena quando sabemos qual é o nosso papel.

No âmbito profissional é onde vejo mais pessoas desconectadas de seus propósitos e divididas entre aquilo que os outros esperam que elas sejam e o que de fato são.

Costumo dizer que é como se existisse, na vida, uma prateleira de supermercado enorme, com as nossas escolhas profissionais todas posicionadas nessa prateleira. A gente vai comprando algumas coisinhas. Algumas enlatadas. Outras mais naturais e orgânicas. Algumas pasteurizadas.

Nossa vida segue nesse corredor de supermercado, e vamos enchendo nosso carrinho – mas nem sempre somos nós que o guiamos. Muitas vezes deixamos que ele seja guiado pela sociedade ou pelos nossos pais. E geralmente esse ambiente externo acaba ditando quais são as profissões que têm prestígio. Na maioria das vezes, as grandes apostas são as carreiras de Direito, Medicina, Engenharia ou aquela em que exercemos algum cargo público.

Nesse supermercado, que traz ofertas em excesso, vamos enchendo o carrinho de coisas e nos entupindo de produtos que não sabemos de onde vêm, e cuja qualidade desconhecemos.

Vamos nos intoxicando de um monte de substâncias cuja procedência é desconhecida. E então, adoecemos. Porque simplesmente não paramos para pensar no que foi escolhido.

Em geral, essas escolhas ocupam um lugar no nosso inconsciente, porque fomos programados para fazê-las no modo automático.

É o que chamo de *compra enlatada*.

Muita gente passa a vida inteira nesse automatismo e está tudo certo. Não sente nada, não percebe qualquer incômodo. Mas, para outros, ouso dizer que a maioria, uma hora essa conta não fecha e a alma grita. E é nesse momento mágico que começamos a buscar a nossa essência.

Geralmente no meio de uma crise.

Hoje, em meus cursos, vivências e imersões, tenho alunos de todas as profissões e idades. Conversamos muito sobre o fato de que trabalhar o emocional deveria ser algo ensinado desde a infância. Os pais não fazem esse trabalho, a escola tampouco, e acabamos desprezando desde cedo a educação emocional e a conexão com a espiritualidade. Nos afastamos, assim, cada vez mais da nossa essência.

Estamos todos aqui prontos para despertar, e muitos de nós viveremos esse momento logo após uma crise que nos torne despertos.

A idade da crise pode variar, mas ela costuma acontecer em torno dos quarenta anos. É quando questionamos com mais insistência se o que estamos fazendo na vida faz sentido e começamos a entender o que realmente queremos fazer.

Entendemos a diferença entre o *orgânico* e o *enlatado*.

O curioso é que na maioria das vezes aquilo que viemos a fazer está ligado a uma dor que precisamos trabalhar em nós mesmos.

Um exemplo?

Eu trabalhava com a verdade e não dizia a minha verdade por completo. E em determinado momento isso começou a rasgar minha alma. Eu sabia que era preciso fazer um movimento para colocar a minha verdade para fora. O livro que você está lendo agora é puro reflexo desse processo de transformação.

Outro exemplo: em um dos meus cursos, uma aluna estava fazendo sua apresentação e falando sobre seu momento de insatisfação profissional. Ela trabalha com seguros de vida, e seu dia a dia está ligado a assegurar o patrimônio das famílias. Mas ela estava em plena crise existencial, e então chegou a hora de escrever sobre si mesma. Ela contou que estava infeliz em sua profissão, e a minha primeira pergunta foi: "Como era a sua família?".

Ali se abriu um portal emocional, e a aluna começou a chorar. Família era tudo que ela não teve na infância. Ela revelou que morava em um terreno com duas casas e que em uma delas vivia a sua avó. Era lá que sua mãe praticamente a despejava todas as manhãs antes de ir trabalhar. Ela sentia a ausência materna até quando a mãe estava por perto. Ela não tinha uma família estruturada.

E aquilo tinha total conexão com o seu trabalho no momento, já que o que ela fazia era garantir a segurança das famílias – tudo que ela não tivera na infância.

Depois de perceber que essa era sua missão, a aluna virou uma chave e sua carreira ganhou outro sentido. Hoje está entre as primeiras profissionais do ramo de seguro familiar no Brasil, simplesmente porque viu um significado no que faz e atribuiu um senso de propósito a isso.

Essa é uma escolha orgânica que ela não tinha nem consciência de ter feito.

As suas escolhas, sejam as enlatadas ou as orgânicas, são resultado da sua história de vida, e muitas vezes você acaba escolhendo sem saber o motivo, inconscientemente.

Tenho uma aluna que veio do mercado corporativo. Ela havia aprendido desde criança que essa área gerava estabilidade. Além disso, tinha sido ensinada que demonstrar sentimentos dentro de uma empresa não é algo bem-vindo. Com essas referências, foi ficando nesse mercado mesmo não estando feliz, engolindo a própria sensibilidade.

Ela então passou a invalidar a si mesma, a mascarar seu lado espiritual em nome dos padrões e da rigidez do mercado.

Só que, durante a imersão comigo, quando questionei as verdades enlatadas que ela havia comprado, sua frase mais marcante foi: "Eu posso ser eu em qualquer lugar". A aluna percebeu que poderia estar no mundo corporativo e dar vazão à sua sensibilidade lá mesmo. Ela então compartilhou comigo que, ao se reconectar com a essência sensível que vinha escondendo, ela não só estabeleceu nova conexão com a carreira como tem gerado resultados muito mais potentes ao liderar suas equipes com sensibilidade. Entenda: a nossa essência é o nosso lugar de maior potência.

Podemos ser quem somos onde quisermos, embora exista a crença de que não podemos.

Eu mesmo cometi esse equívoco quando achei que na minha cidade seria impossível ser quem eu era, já que a maioria dos homens de lá tinha uma postura muito mais masculinizada que a minha e, por vezes, homofóbica.

Da mesma forma, essa aluna acreditava que no ambiente corporativo não poderia ser ela mesma e, assim, não tentou romper com esse padrão nem ser diferente, porque havia comprado tal crença e a enfiado no carrinho de supermercado sem questionar.

Uma amiga querida, por sua vez, em um momento de sua carreira, se sentia completamente incompetente e insegura. Achava que não estava performando como a empresa gostaria e, por mais que se dedicasse diariamente aos seus projetos, se sentia inútil e não tinha nenhuma vontade de fazer o que estava fazendo.

Ela ia trabalhar arrastada e nos finais de semana se sentia ainda mais para baixo.

Acreditando que todos os problemas eram culpa do chefe, da empresa, da equipe, da cultura na qual estava inserida, essa minha amiga se questionava se deveria mudar de área e de empresa. Esse era seu primeiro diagnóstico.

Só que ela estava cada vez mais confusa, e, em meio a entrevistas de seleção para outros empregos, a angústia só piorava.

Até que um dia um recrutador disse à minha amiga que, para ser bem-sucedida naquela empresa, ela não deveria ser tão transparente como tinha sido naquela conversa inicial. Ou seja: ela não poderia ser ela mesma.

Foi nesse momento que a ficha caiu e minha amiga se deu conta de que não estava sendo ela mesma, não estava conectada com seus valores, sua essência e tudo em que acreditava. Como não estava alinhada com seu propósito, ela não contribuía em nada para seu entorno. Foi aí que percebeu que a "culpa" não era do chefe, nem da equipe, nem da empresa.

Ela então tomou a decisão de mudar esse quadro. Abriu um espaço para uma escuta interna e teve um grande salto de desenvolvimento em sua carreira, aprendendo que poderia consertar qualquer desordem em sua vida desde que honrasse quem realmente era.

No caso dela, foi possível permanecer sendo quem era dentro do próprio escopo de trabalho. No meu, não.

Quando estava trabalhando na Globo como repórter, eu vivia um momento de intensa felicidade profissional e ao mesmo tempo desenvolvia minha espiritualidade. Nessa jornada, me tornei mestre em reiki.

Mesmo com a agenda toda atribulada em meio a reuniões e pautas de um programa diário, quando alguns dos meus colegas tinham dores de cabeça ou desconfortos físicos, me pediam ajuda: "Pode fazer um reiki em mim?". E lá íamos nós nos trancar em um camarim do Projac para que ninguém visse que estávamos fazendo a aplicação de reiki, como se fosse algo ilegal ou proibido.

Com o passar do tempo, entretanto, aquele gesto foi ficando tão natural que eu já fazia reiki nas pessoas no meio da redação.

A questão é: por qual razão eu acreditava no início que não poderia aplicar reiki nas pessoas dentro de uma emissora de televisão? Porque compramos no supermercado a noção de que precisamos ter determinada postura.

Mas quem disse isso? Esse supermercado está tão cheio de crenças que é como se, quando vemos uma feira de produtos orgânicos, não tivéssemos espaço para ela, porque aquela rede de supermercado engole o pequeno produtor local.

E somos assim: não nos permitimos novas práticas porque somos pautados pelo que é enlatado.

Tenho sido contratado para dar palestras e treinamentos em muitas empresas pelo Brasil, e felizmente tenho visto que várias delas estão começando a despertar, embora a um preço alto. Nunca na história da humanidade houve tantos casos de pedidos de demissão.

A pergunta que se faz é: por que as pessoas vêm pedindo demissão? Estamos encontrando algumas respostas. Essas pessoas estão em busca de propósito, do eu, da própria essência.

E não só no Brasil. Nos Estados Unidos, o fenômeno batizado de "grande renúncia" levou mais de 47 milhões de trabalhadores a se demitir. Hoje, um em cada cinco funcionários no mundo todo planeja se demitir nos próximos doze meses, de acordo com uma pesquisa da Pew Research Center.[1]

O dr. Anthony Klotz, psicólogo organizacional e professor de negócios, cunhou o termo "A Grande Demissão" para o êxodo profissional que está transformando o mercado de trabalho. Ele diz que as pessoas começaram a se questionar sobre quem são como indivíduos, bem como a refletir sobre quem são como profissionais. Em sua pesquisa, ele conta que essas reflexões levam a mudanças importantes na vida de cada um.

Uma grande amiga, a Carol Gil, referência na área de retenção de talentos, e atualmente trabalha em uma prestigiada agência de publicidade, associa esse movimento a três fatores: cultura, conexão e ambiente. Em sua maioria,

---

1 Workplace from Meta. *A grande demissão*. s/d. Disponível em: https://pt-br.workplace.com/blog/the-great-resignation.

as pessoas se questionam: *Em que ambiente estou inserido? Com o que trabalho?*

Ela percebe que cada vez mais as relações sobressaem em relação ao cargo que ocupamos. O "com quem" está na lista de preferências das pessoas que decidem ficar em uma empresa. Logo depois vem o questionamento: *O que eu faço muda o ponteiro do mundo em que aspecto?*

As perguntas que as movimentam são: *O que está por trás do que estou fazendo? Para quem e para que é essa empresa? Fazendo parte disso, estou contribuindo para qual causa?*

Carol conta que, quando falamos de uma marca empregadora, isso é muito forte, porque falamos do ambiente de trabalho e da segurança psicológica que ele oferece. Ela percebe que as empresas mais autoritárias e menos humanas são as que têm mais pedidos de demissão, já que as pessoas não sustentam esse tipo de relação por muito tempo.

O que tem sido mais avaliado nos ambientes de trabalho, segundo Carol, é o quanto esse ambiente é saudável, o quanto as relações são respeitosas. Porque isso me permite ser quem eu sou. É quando tenho a possibilidade de *ser* sem receber nenhuma penalidade.

O que as pessoas estão buscando é uma realidade em que o indivíduo não seja mais fruto do coletivo, mas o coletivo seja fruto do indivíduo.

É poderoso pensar nisso. Tem a ver com vivermos nossa essência e construirmos uma realidade a partir do somatório da minha vida e da sua.

Quando a Carol foi para a agência, tinha acabado de sair de um emprego tradicional. Ela me falou a respeito de um episódio muito interessante que aconteceu assim que chegou à agência. Ela sugeriu um programa que levasse *todo mundo para a mesma página* e foi surpreendida positivamente pelo CEO da empresa, que disse: "Carol, não quero todo mundo na mesma página, quero todo mundo na mesma biblioteca. Se estiverem no mesmo livro, ótimo, mas na mesma página não".

Entender isso é fundamental para percebermos que o mundo está migrando para um novo olhar, uma perspectiva que considera a individualidade das pessoas. Mas nem sempre isso é bem aceito pelas empresas.

Muitas vezes a pessoa que se transforma incomoda aquelas que não se transformaram. Elas ficam inconformadas com a mudança e tentam levar a pessoa de volta para a Matrix, já que mudanças muitas vezes geram desconforto e medo.

Quem está com os olhos vendados talvez não tenha facilidade de acompanhar o desenvolvimento pessoal de quem abre mão de "um cargo de repórter na maior emissora de TV do país para se lançar em um propósito de alma".

Para essa pessoa, o que vale é o crachá, o rótulo, e não o desejo da alma.

Hoje, estamos nos permitindo *ser*. Estamos assistindo a esse movimento crescer: pessoas querendo sair de ambientes hostis que não permitem que elas sejam elas mesmas.

Depois de uma crise pessoal, querem praticar aquilo que é mais genuíno.

É como uma advogada que trabalha em um escritório e sente que não quer mais atuar em determinadas causas pelo dinheiro. Ela percebe que aquilo fere seus valores. E, se os valores da empresa não estão conectados com os seus, nem sempre é possível mudá-los.

Nasce aí uma sensação bastante doída: a da incongruência. Ao mesmo tempo, bate o medo de virar as costas para o conforto e a segurança. Mas sabe o que eu vejo acontecer todos os dias com os meus alunos? Quando você diz "não" para o que não tolera mais, vêm muitas bênçãos na sua direção que estão verdadeiramente conectadas com você.

Tenho uma aluna que era professora e recentemente tinha pedido demissão. Ela estava se sentindo reprimida no seu ambiente de trabalho e, quando resolveu alçar voo solo, dando palestras e cursos, mudando seu trajeto para algo mais conectado com seu propósito de vida, lotou sua agenda.

Precisamos aprender a conversar com nossa mente e com nosso espírito.

Fui muito feliz trabalhando na televisão, mas minha alma pedia um novo ciclo. Quando tomei a decisão, perguntei a mim mesmo: "Quero uma vida pautada na minha essência, certo? Se eu trabalhar com desenvolvimento humano, tiver uma renda consideravelmente menor do que a que tenho hoje, inclusive morar em um bairro mais simples, vou estar mais feliz e realizado?".

Meu coração imediatamente deu a resposta.

A resposta era "Sim".

Então, foi a hora de me entregar para o invisível.

Devolvi o enlatado para a prateleira. Eu sabia que escolhas faria para mim.

Ser é um grande desafio nos tempos atuais, em que a maioria quer parecer.

6

A PERGUNTA

– *Am I gay?*

Ele estava escondido com seu notebook ao lado da cama, envergonhado de digitar e fazer essa pergunta para o Google, o detentor de todas as respostas. Tinha acabado de sair da casa do amigo e sentido uma coisa esquisita ao abraçá-lo.

Era mais que um afeto entre amigos, uma coisa que nunca sentira antes. Mas ele estava com medo, não sabia se podia sentir, se era permitido. Se era sua sentença de homossexualidade.

Então, começou a ler tudo que havia disponível na internet sobre homossexualidade, desde homofobia até ataques letais em que, injustificadamente, pessoas perdiam suas vidas. Teve medo e fechou o computador.

Mas como conviver com aquele sentimento a partir de então?

Essa cena é de uma série, mas poderia bem ser da vida real.

Já vi pessoas completamente apavoradas com a possibilidade de se descobrirem gays. Ou de saírem do armário.

Durante a fase de descoberta e ruptura, cada um vai perceber o momento de expor sua sexualidade. Eu mesmo já cheguei a acreditar que poderia ficar a vida toda sem dar vazão ao meu desejo, por mais forte que ele fosse. Já acreditei que conseguiria passar a vida toda sem vivê-lo.

Cada ser humano tem uma capacidade diferente de suportar um desconforto.

E cada um de nós tem uma capacidade diferente de resiliência. A ironia do destino é que ela, a resiliência, é importante para lidarmos com os desafios, mas vejo que nesse contexto acaba sendo uma inimiga, porque nos mantém muitas vezes suportando uma realidade na direção oposta do que realmente queremos viver. Quase como uma bolha que em algum momento vai estourar.

E isso faz a pessoa enlouquecer.

Muitos inclusive assumem comportamentos homofóbicos nesse momento, para negar a própria sexualidade. Porque o incômodo sentido ao ver o outro acaba trazendo uma grande vontade de agredir, já que fala de algo seu que você não conseguiu lidar. E aquilo te provoca: "Olha só, isso pode romper dentro de você também".

Quando o outro se liberta, mostra o quanto você ainda está preso. Muitas vezes isso causa raiva, seja porque você começa a enxergar que ele tem sucesso sendo quem é, ou porque você ainda não está bem resolvido com quem é de verdade.

Cada um vai sentir a própria medida, porque a pergunta é: *Até que ponto você aguenta o peso de não ser você mesmo?* É difícil definir qual é essa dimensão, mas mais cedo ou mais tarde a conta não vai fechar.

Muitas pessoas chegam ao fim da vida sem sequer experimentar novos caminhos para descobrir quem são de verdade, em relação a vários aspectos.

Conheço uma menina, que deve ter seus treze anos, cuja mãe soube que as amigas da adolescente estavam assumindo sexualidades fora do eixo heteronormativo. A mãe imediatamente tirou a jovem do colégio, alegando que as amigas eram má influência para a filha. A solução que a mãe encontrou foi matricular a menina em uma escola religiosa, para que não tivesse nenhum tipo de interação com o que ela considerava nocivo.

Eu, que já tinha ouvido falar desses extremos, percebi como era real a distorção de valores e como muitos pais não aceitam de maneira alguma que seus filhos sejam como são.

Por isso é fundamental que cada vez mais pessoas, públicas ou não, compartilhem seus depoimentos de vida e mostrem como faz diferença assumir *a própria verdade*.

O palestrante e escritor William Sanches conta que desde que nasceu sabia que não era como os outros meninos da escola, porque não gostava das mesmas coisas que eles e prestava atenção em outras. O tempo todo ele era xingado de maricas, porque ainda não se usava o termo gay. Ele sabia que era diferente, mas não conseguia compreender o porquê. Quando criança, havia, no programa Silvio Santos um quadro chamado "Ele e ela", um esquete de transformistas. "Quando entravam aqueles homens vestidos de mulher, que eram os transformistas, eu escutava em casa: 'Isso é uma bicha. Se eu tiver um filho assim, eu mato. Prefiro ter um filho preso a ter um filho assim'", relata William.

William foi crescendo e colhendo informações de todos os lugares para tentar entender a si mesmo. Seu pai tinha um parente bem distante de quem sempre falava: "Fulano é solteirão, ele não se casou. Alguma coisa tem ali. Acho que ele é bicha". E o filho se perguntava o que era aquilo.

Conforme crescia, William só queria ser ele mesmo. Quando foi para São Paulo fazer faculdade, com 17 anos, descobriu que isso era possível. Não só ser gay, mas vestir a roupa que quisesse. "Eu podia usar blazer, coisa de homem, inclusive", ele observa.

Quando se assumiu, contou para os pais e teve força para falar a respeito, duas coisas aconteceram: a prosperidade se fez muito presente em sua vida e várias portas se abriram.

William sabe que ainda existe preconceito e que as pessoas confundem opinião com discriminação por falta de informação. Quando postou no Instagram uma foto com seu marido, em Miami, uma pessoa ligou em seu escritório para pedir o cancelamento do curso que fazia com ele, afirmando que William tinha um posicionamento que ela não aceitava.

Foi quando William percebeu que ainda havia muita coisa para enfrentar, mas que ele precisava dar coragem para que as pessoas assumissem quem elas são.

O mesmo aconteceu comigo.

Quando me senti uma fraude, mesmo minha vida estando maravilhosa, a conta da incongruência veio. A conta sempre vem e rasga sua alma, até que você se exponha.

O não dito se torna um pesadelo que assombra.

E a conta da incongruência vai vir. Seja quando estiver em um relacionamento que não o faz mais feliz, ou em um emprego que não faz mais sentido, mas que você aguenta diariamente, mesmo que esse trabalho viole os seus valores, seja ao não assumir a sua sexualidade.

O não dito e não vivido vão assombrá-lo, e cada um vai ter que entender o quanto suporta viver assim.

Quando você sentir que não dá mais, vai precisar fazer esse movimento. Por você. Porque todo movimento de transformação e libertação sempre precisa começar de você.

E, quando fizer esse movimento, talvez a reação das pessoas não seja a que você esperava.

Tenho um amigo cujo pai não fala com ele desde que descobriu sua sexualidade. Faz quatro anos que ele contou ao pai e até hoje, sempre que vai visitar sua cidade natal, o pai se isola em um sítio afastado da cidade, deixando bem claro o quanto desaprova e não quer lidar com "aquela pouca-vergonha".

O fato é que esse meu amigo mostrou sua verdade a todos. E está muito mais feliz e leve, por mais que doa a atitude do pai.

Outro dia assisti ao filme *Uma garota de muita sorte*. A protagonista fugia da sua história e do seu destino. Em determinado momento, ela diz: "Eu sou uma boneca de corda. É só você me acionar que eu digo o que todos querem ouvir".

Essas palavras reverberaram intensamente em mim. Quantos de nós não passamos uma vida toda sendo essa boneca de corda para que a sociedade nos aprove – seja o marido, a esposa, sejam os pais ou os filhos – e ignoramos completamente nossa verdade, nossas vontades e nossos desejos?

Ser a boneca de corda é ser o que os outros esperam que você seja, é se manter preso em si durante toda uma vida.

Outro amigo meu foi casado durante doze anos com uma mulher, com quem teve um filho. Aos trinta e poucos anos percebeu que sentia atração por homens. Hoje está superfeliz, inclusive a ex-esposa e o filho apoiam muito a decisão dele de viver a sua verdade.

Essa história me lembra um diálogo que não sai da minha cabeça. Aconteceu com outro amigo.

– Por que você não me convidou para o seu casamento? – o pai perguntou ao filho.

– Porque eu não queria que você me visse de véu e grinalda – foi a resposta.

Essa frase ficou marcada e ecoou na minha mente quando meu amigo Raphael Martins me contou sua história.

O Rapha sempre viveu em uma família tradicional e se lembra de ter atração por meninos desde pequeno. Como era uma criança obesa e afeminada, "gordo viado" era algo que escutava dia após dia. Isso doía e o fazia se sentir cada vez pior.

Como não se sentia acolhido em nenhum ambiente, decidiu ir para a igreja.

Sua mãe tinha se convertido à religião evangélica, e, ao acompanhá-la nos cultos, ele decidiu se dedicar ao teclado e começou a tocar na igreja. Lá, Rapha não era o "gordinho viado". Lá, se sentia pertencente a uma comunidade.

Ele se tornou um menino alegre pelo tempo em que frequentou a igreja. Só que, como ele mesmo diz, todo o não dito foi se acumulando no corpo e, quando veio a adolescência, estava pesando 150 quilos.

Ele tinha 16 anos, estava no Ensino Médio, com os hormônios à flor da pele, sentia desejos, mas não dava margem a eles. Sentia-se gordo, feio e acreditava que Deus não permitiria nada daquilo. Tinha medo de pecar.

Um dia, em sofrimento profundo diante de todas essas sensações e desejos, falou com sua mãe a respeito. Disse que tinha mais atração por meninos do que por meninas, que não queria mais sentir o que sentia, que a situação estava insuportável.

A mãe respondeu que aquilo era uma fase que ia passar. Fez uma oração e os dois tocaram a vida do mesmo jeito.

A partir daquele momento, a vida foi ficando cada vez mais difícil para o Rapha. Ele foi engordando mais, a ponto de precisar fazer uma cirurgia bariátrica para eliminar oitenta quilos excedentes. Foi quando começou a ter outra percepção de si.

Sentindo-se mais atraente, começou a ter relações com homens, embora ainda escondido, pois era da igreja.

O pastor que o acompanhava, sabia e o ajudava, não o julgando nem acusando e dando todo o suporte emocional de que ele precisava.

No entanto, chegou uma época em que ficou insustentável para o Rapha lidar com tudo aquilo. Ele decidiu que queria se internar, na esperança de se ver livre do sentimento que o dominava.

Como não tinha dinheiro para isso, o pastor o ajudou.

Passou dois meses em Belo Horizonte internado em uma escola de missionários, com o principal objetivo de se ver livre dessas sensações.

Ele ficou cada vez mais confuso e no final não ganhou o diploma, pois disseram que quem tinha tendências homossexuais não poderia recebê-lo.

Foi então aconselhado a passar um tempo sendo orientado por outro pastor, em Curitiba. Lá, ele se sentiu ainda mais exposto. Foram mais quinze dias tentando mudar a si mesmo.

Até que chegou um dia em que o Rapha estava pregando na igreja e travou. Não sabia mais o que dizer. Ele havia chegado ao seu limite.

Pediu um tempo e foi se distanciando da igreja. Não saiu do armário nem da igreja de uma só vez.

Rapha foi se aceitando aos poucos. Namorou algumas meninas, mas nunca dava certo.

Conforme começou a se aceitar, ficava travado ao revelar sua homossexualidade no ambiente corporativo. Hoje, embora se sinta livre e tranquilo para falar sobre o assunto com naturalidade, sabe que contar para o pai foi uma grande questão em sua vida.

Como ele era muito machão e distante, Rapha o temia.

Sua irmã, também homossexual, casou-se com um homem trans e a partir de então seu pai começou a enxergar a questão de frente.

Certo dia, viu uma aliança no dedo do Rapha e foi aí que aconteceu a tal conversa. Estavam em um churrasco entre família e amigos. Então, o pai perguntou se ele tinha se casado. Para quebrar o gelo de uma possível tensão e para que todos tratassem com naturalidade a questão, Rapha respondeu em forma de piada: "Sim, mas não te convidei porque não queria que me visse de véu e grinalda".

Dali em diante as coisas mudaram de um jeito inesperado. O pai ligou para ele dias depois pedindo o CPF de seu marido para incluí-lo no plano funerário da família. Era uma maneira de dizer que ele faz parte dela.

Rapha, sempre que conta essa história, faz questão de frisar que acredita que todo ser humano passa por esse processo de sair do armário em algum nível. Alguns em relação à sexualidade, outros em relação a algo que não aceitam em si mesmos.

É o carimbo da fase adulta e madura. "É a hora em que falo pro mundo: eu sou isso aqui. Paro de querer parecer para os outros para transparecer quem eu realmente sou. E, quando eu transpareço, ajusto o sistema ao meu redor. Ajusto as pessoas ao meu redor. Tudo fica mais confortável, porque eu automaticamente afasto pessoas que não sintonizam comigo e atraio as que sintonizam. As pessoas que antes estavam próximas, sintonizavam com aquela pessoa que eu queria parecer, com minha projeção de perfeição, só que lá dentro eu não era nada daquilo."

Quando escolhemos ser transparentes, temos uma vida muito mais confortável.

"A gente sabe que o mundo é perigoso. Quantas pessoas morrem por conta de sua orientação sexual? Corremos esse risco, e é necessário ter cautela, mas prefiro correr o risco a passar a vida inteira morto, a passar a vida inteira sem falar o que penso, sem ser o que sou. Acredito que todo mundo, em algum nível, vai precisar chegar um dia na vida e decretar: é isso que eu sou, e eu escolho amar quem eu sou."

Hoje, quando ajudo milhares de alunos e mentorados a libertar a própria voz e a viver uma vida alinhada com quem são, percebo que há um ponto em comum entre eles: quando está prestes a virar a chave, a pessoa está tão acostumada com a vida que leva que não tem nem ideia de quem é. E, assim que descobre quem ela é – depois de anos sendo condicionada a ser como a boneca de corda –, algumas vezes há um bug no sistema.

Na busca de realinhamento com a própria essência, observar seu íntimo e as consequências que ele gera no mundo exterior é fundamental. Um dos exercícios que proponho nos meus cursos e mentorias é escrever um diário com os diálogos internos que você teve consigo mesmo ao longo do dia.

Quando você começa a anotar o que pensa sobre si, a escrever e detalhar qual a consequência disso, percepções potentes acontecem.

Se você acredita que não merece viver um relacionamento saudável, a consequência talvez seja deixar de expressar seus sentimentos para seu marido, deixar de colocar limites na relação e acabar vivendo uma relação abusiva.

Se você pensa que o que faz não tem valor e não tem coragem de falar com um cliente sobre o seu trabalho, deixa de crescer profissionalmente, de prosperar e se realizar.

Se você acredita que ser gay é algo ameaçador e que viver a sua verdade é difícil, vai carregar essa prisão com você.

Quando começa a ganhar consciência do que está nutrindo sobre si mesmo e do impacto disso na sua vida, você pode bugar.

É a coisa mais normal do mundo no início de processo de autoconhecimento. E aqui não estou falando apenas de pessoas que querem assumir a própria sexualidade, mas de qualquer indivíduo que esteja afastada da sua própria verdade.

De repente essa pessoa para e diz: "Caramba, estou tão no automático, não sei quem sou nem o que quero para minha vida!".

Tenho uma amiga que é muito dedicada ao seu papel de mãe. Quando não está com as filhas e se permite vivenciar prazeres sozinha, saindo com amigas, no dia seguinte sente uma ressaca moral e não reconhece a si mesma. Começa a se punir por ter tido um tempo para ela mesma.

Certa vez, em um show, essa amiga enviou uma foto dela se divertindo para um grupo dos familiares. Em vez de celebrar, seus pais perguntaram: "E onde ficaram as suas filhas?". Naquele instante ela percebeu que havia um julgamento sutil, como se ela não pudesse se divertir sozinha. Sempre que estava se divertindo sem as filhas, minha amiga sentia esse julgamento interno, alimentado pela força da sociedade julgadora, que não admite que mulheres possam ser algo além de mães, depois de exercerem a maternidade.

Nesse movimento de libertação, quando você for contar sobre sua sexualidade, sua transição de carreira, seu novo projeto, seu desejo de se divertir, ou algo que está fazendo diferente do que fazia antes, muitas pessoas não vão reconhecê-lo nem validá-lo.

Se não estiver fortalecido, você vai voltar para a toca. Daí a importância do fortalecimento interno.

Já vi alunas apavoradas depois de romper padrões de comportamento simplesmente porque tinham assumido sua verdadeira missão de alma, comunicando para o mundo aquilo que faziam, e não sabiam como responder ao primeiro cliente que surgia ao abrirem seu próprio negócio.

"Felipe, me deu um branco. Meu coração parecia querer sair pela boca. O que eu digo e faço?"

Honrar sua história e ser quem você é requer coragem. É dizer não para a vida que você está programado, e saber qual o momento de dizer sim. Estar consciente de que esse movimento de dizer "sim" é primeiramente para você e por você, e que as pessoas ao seu redor podem julgá-lo por isso.

Aquele pai que foge para o sítio quando o filho se assume gay perde a oportunidade de conviver com esse filho. Ele, que havia jurado amor incondicional ao filho, está totalmente condicionado. Só ama se o filho tiver a orientação sexual que ele aprova.

Quando você decide ter uma conversa sobre quem você é de verdade, não espere que a reação seja a melhor possível. Pode ser que sim, pode ser que não. Ao dar esse passo, que seja por você, nesse primeiro momento, por mais desafiador que possa ser, embora seja natural existir muita expectativa nessa hora, já que buscamos a aceitação dos nossos pais a vida inteira.

Muitas vezes eu recuei, por medo da rejeição.

Assumindo a própria escolha depois de seguir um script de vida, você fortalece a si mesmo, assim como o contrário enfraquece. Conheço algumas pessoas que nem sonham em contar sobre sua sexualidade para pais, filhos, amigos ou colegas de trabalho. Tenho a sensação de que elas vão explodir a qualquer momento.

É como se algo ali dentro quisesse gritar. Assim como a verdade, muita coisa na vida dessas pessoas fica travada.

Ser você mesmo não precisa ser difícil; só é difícil porque estamos presos ao que os outros querem que a gente seja.

Uma pergunta que você deve fazer a si mesmo quando estiver pronto para assumir a sua verdade, seja ela qual for, é: o que de pior pode acontecer se eu me tornar quem realmente sou?

Talvez você pense: *As pessoas vão me julgar*. Mas o que de pior pode acontecer se o julgarem?

Faça essas reflexões. É tão grave assim ser julgado? Estamos tão condicionados a tudo isso que não conseguimos ter a dimensão do que vai acontecer se assumirmos quem somos. Seja lá o que formos. Não é o Google quem vai responder. É o nosso coração que dará a medida para entendermos se estamos no caminho da verdade. No caminho da vida.

Honrar sua história
e ser quem você é
requer coragem.

7

O RENASCIMENTO DA ÁGUIA

– Posso te fazer uma pergunta?

Quem se dirigia a mim era uma amiga com quem eu tinha trabalhado na maior emissora do país. Era a pessoa que tinha ficado mais sentida com meu pedido de demissão, porque ela também vivia uma crise de propósitos, na época. O cenário não poderia ser diferente. Três anos tinham se passado desde a minha demissão, e estávamos na celebração do casamento de uma amiga em comum. Mais uma vez, eu seria o mestre de cerimônia, coincidentemente.

Muito carinhosa comigo, ela disse:

– Fiquei preocupada quando você pediu demissão. Está conseguindo pagar suas contas?

Naquele momento, um flashback invadiu minha mente.

Eu me lembrei de quantas vezes tinha tido aquele medo infundado. Na emissora, recebia um ótimo salário, décimo terceiro, inúmeros benefícios.

Obviamente eu tinha medo de não conseguir pagar as contas ao sair de lá. Mas acreditava no movimento de alinhamento com a nossa essência. Sabia que, quando temos um chamado, conforme nos deixamos guiar pela espiritualidade, o universo nos coloca no rumo da prosperidade.

Porém, acredite, sua mente vai testá-lo de muitas formas.

Abrir o caminho do invisível, do espiritual, é algo que requer paciência, resiliência e cuidado, porque não conhecemos o que rege o que não estamos vendo. Quando tomamos a decisão de alterar nosso rumo, começamos a criar uma realidade que não sabemos que pode existir.

Mas eu sabia o que a vida queria para mim. Tinha feito a pergunta de um milhão de dólares, que me fizera entender que, mesmo se morasse numa casinha de quarto e sala, estaria mais feliz fazendo o que realmente pedia a minha alma.

Essa "casinha" representava que eu estaria alinhado com minha essência, independentemente do valor que tivesse na conta.

Dei esse decreto ao universo e tomei a decisão.

A verdade é que naquele momento, quando minha amiga fez a pergunta preocupada, sorri amorosamente. Estava ganhando o triplo do que ganhava como repórter, investindo mais de dois milhões de reais na construção de uma casa linda, com um trabalho extremamente rentável e conectado com quem eu sou. Tinha desenvolvido vários projetos, que iam de palestras a imersões, treinamentos e mentorias.

Eram infinitas possibilidades se realizando, e tudo tinha acontecido porque eu estava alinhado com a minha missão de alma.

Essa é a grande chave para você que não tem coragem de colocar o pé para fora e assumir quem realmente é.

O universo é tão abundante e surpreendente que, quando dizemos *sim* para esse chamado, não temos noção de para onde ele vai nos levar. E acredite: essa prosperidade está completamente ligada à espiritualidade.

Há outro valor, diferente de só ter dinheiro.

Dinheiro eu já tinha, mas hoje sou próspero. E são coisas bem diferentes.

Nesta nova era, o dinheiro cada vez mais irá para a mão de pessoas que vivem seus chamados de alma, que escolhem o caminho de servir e contribuir para a vida dos outros. A força desse alinhamento pede que tenhamos coragem de ser quem somos.

A prosperidade está diretamente ligada à lei universal do dar e receber, e ela trabalha a nosso favor quando encontramos e ocupamos o nosso lugar no mundo, a partir do alinhamento com a nossa essência e o nosso chamado de alma.

E todos os desafios que passamos existiram exatamente para que façamos esse movimento de resgatar quem somos.

Começamos, aos poucos, a ganhar consciência do que é existir.

Nos curarmos, evoluirmos, é a primeira missão da nossa alma. A cura dos nossos bloqueios emocionais, energéticos e espirituais. À medida que vamos curando essas questões, entramos em contato com essa chama inexplicável que nos atrai para quem somos. Que é nossa missão de alma.

Ao me curar, posso oferecer minha contribuição para o mundo. Curamos nossas dores e nos colocamos a serviço do universo.

Existe algo que se chama *contabilidade universal*. Quando gero valor para a vida de alguém servindo genuinamente essa pessoa, gero crédito nessa contabilidade universal. Servindo os outros por meio dos nossos talentos, habilidades e essência, a partir dessa geração de créditos, a energia da prosperidade começa a se multiplicar.

Nessa contabilidade universal, a energia do dinheiro circula a partir do movimento de dar, de contribuir, de me tornar quem verdadeiramente sou. Então eu recebo o dinheiro em abundância.

Desde que mergulhei no meu processo de transformação, três compromissos que reafirmo todos os dias são: sempre escutar a minha alma, viver com coragem e servir. São esses aspectos que me fazem questionar se estou bancando viver a minha essência. Eles movem minha vida e meus valores.

E acredite: ter dinheiro é uma coisa, ser próspero é outra.

O dinheiro tem uma vibração diferente no contexto de dar e receber. Ao entender que o universo funciona a partir do dar e receber, se você estiver completamente alinhado com sua essência, não existe falta. Você entra na missão de se curar dos seus bloqueios emocionais, energéticos e espirituais e tudo passa a fluir na sua vida. Mas é um processo. E você precisa querer passar por ele.

Quando você se coloca em movimento, a serviço da humanidade e das pessoas, entra em um fluxo de prosperidade absurdo e inesgotável. Por mais desafiador que seja para alguns entender isso, quero que você compreenda: a prosperidade é algo ilimitado.

Vejo a mesma história se repetindo dia após dia com meus alunos.

Leonardo Boff diz: *A cabeça pensa a partir de onde os pés pisam. Para compreender, é essencial conhecer o lugar social de quem olha. Vale dizer: como alguém vive, com quem convive, que experiências tem, em que trabalha, que desejos alimenta, como assume os dramas da vida e da morte e que esperanças o animam. Isso faz da compreensão sempre uma interpretação.* Existe uma fábula que ilustra esse trecho. É sobre um camponês que foi à floresta vizinha apanhar um pássaro para mantê-lo cativo em sua casa. Ele conseguiu capturar um filhote de águia e colocou-o no galinheiro junto com as galinhas. O animal comia milho e ração própria para galinhas, embora a águia seja a rainha de todos os pássaros.

Depois de cinco anos, o homem recebeu em sua casa a visita de um naturalista. Enquanto passeavam pelo jardim, disse o naturalista:

– Esse pássaro aí não é uma galinha. É uma águia.

– De fato – falou o camponês. – É uma águia. Mas eu a criei como galinha. Ela não é mais uma águia. Transformou-se em galinha como as outras, apesar das asas de quase três metros de extensão.

– Não – retrucou o naturalista. – Ela é e será sempre uma águia, pois tem um coração de águia. Esse coração a fará um dia voar às alturas.

– Não, não – insistiu o camponês. – Ela virou galinha e jamais voará como águia.

Então os dois decidiram fazer um teste. O naturalista tomou a águia, ergueu-a bem alto e, desafiando-a, disse:

– Já que você de fato é uma águia, já que você pertence ao céu e não à terra, então abra suas asas e voe!

A águia pousou sobre o braço estendido do naturalista. Olhou distraidamente ao redor. Viu as galinhas lá embaixo, ciscando grãos. E pulou para junto delas.

O camponês comentou:

– Eu lhe disse, ela virou uma simples galinha!

– Não – tornou a insistir o naturalista. – Ela é uma águia. E uma águia será sempre uma águia. Vamos experimentar novamente amanhã.

No dia seguinte, o naturalista subiu com a águia no teto da casa. Sussurrou-lhe:

– Águia, já que você é uma águia, abra suas asas e voe!

Mas, quando a águia viu as galinhas lá embaixo, ciscando no chão, pulou e foi para junto delas.

O camponês sorriu e voltou à carga:

– Eu lhe disse, ela virou galinha!

– Não – respondeu firmemente o naturalista. – Ela é águia, possuirá sempre um coração de águia. Vamos experimentar ainda uma última vez. Amanhã a farei voar.

No dia seguinte, o naturalista e o camponês se levantaram bem cedo. Pegaram a águia, levaram-na para fora da cidade, longe das casas dos homens, no alto de uma montanha. O sol nascente dourava os picos dos relevos.

O naturalista ergueu a águia e ordenou a ela:

– Águia, já que você é uma águia, já que você pertence ao céu e não à terra, abra suas asas e voe!

A águia olhou ao redor. Tremia como se experimentasse uma nova vida. Mas não voou. Então o naturalista segurou-a firmemente, bem na direção do sol, para que seus olhos pudessem se encher da claridade solar e da vastidão do horizonte.

Nesse momento, ela abriu suas asas potentes, assobiou com o típico kau-kau das águias e se ergueu, soberana, sobre si mesma. E decolou no maior voo da sua vida, jamais pensado que seria possível até então.

Passaram-se muitos anos. Aos quarenta anos de idade, as unhas da águia estão compridas e flexíveis e já não conseguem mais agarrar as presas das quais se alimenta. O bico alongado e pontiagudo se curva, as asas tornam-se pesadas em função da grossura de suas penas. Estão envelhecidas pelo tempo. Faz anos que a jovem águia alçou voo pela primeira vez.

Nessa situação o pássaro só tem duas alternativas: deixar-se morrer... ou enfrentar um doloroso processo de renovação que dura 150 dias.

O processo consiste em voar para o alto de uma montanha e lá se recolher em um ninho que esteja próximo a um paredão. Um local seguro de outros predadores e de onde, para retornar, ela necessite dar um voo firme e pleno.

Quando encontra esse lugar, a águia começa a bater o bico contra a parede até conseguir arrancá-lo, enfrentando, corajosamente, a dor que essa atitude acarreta. Pacientemente, espera o nascer de um novo bico, com o qual arrancará suas velhas unhas. Com as novas unhas ela passa a arrancar as velhas penas.

Após cinco meses, está renascida e sai para o famoso voo de renovação, certa da vitória e de estar preparada para viver, então, por mais trinta anos.

Na nossa vida também é assim: temos que decidir quando viveremos esse processo de renovação. Quando deixaremos as velhas crenças de lado e reencontraremos o nosso eu. Quando nos livraremos das barreiras, destruindo tudo que fomos para renascer.

Para viver um novo voo. Um voo que nos leve para perto de quem somos.

Um voo que nos leve para perto de Deus.

Abrir o caminho do
invisível, do espiritual,
é algo que requer
paciência, resiliência
e cuidado.

Três compromissos
que reafirmo todos
os dias são: sempre
escutar a minha alma,
viver com coragem
e servir.

8

O SALTO DE FÉ

– *Entra agora lá. Ela está sozinha no camarim.*
Eu sabia que precisava ter aquela despedida. Uma conversa olho no olho. Não estamos falando de me despedir de qualquer pessoa, mas de Ana Maria Braga, uma das mulheres mais conhecidas e admiradas do Brasil, cujo programa é transmitido em todos os estados do país, para milhões de pessoas.

Era ela quem tinha me dado a oportunidade de passar quase nove anos ao seu lado, quem tinha me acolhido como repórter. Estar diante da Ana Maria para ter uma conversa em tom de despedida ainda me deixava apreensivo. Eu não queria demonstrar ingratidão, nem que ela ficasse zangada com a decisão que eu tinha tomado.

Já tinha visto muitas pessoas que deixavam de tomar decisões para não magoar outras, ou não perder o afeto de quem queriam bem. Mas eu estava disposto a pagar o preço das minhas escolhas. A decisão tinha sido tomada. O ciclo como repórter do *Mais Você* tinha se encerrado.

Abri a porta e ela se voltou para mim. Em silêncio. Seus olhos diziam mais do que mil palavras.

Comecei a chorar, e Ana se emocionou junto.

– Poxa, tá indo, né, meu amor?

Eu não conseguia falar nada, só sentir gratidão por toda aquela história que se encerrava ali. Passava um filme lindo na minha cabeça.

Ela continuou:

– A gente vai sentir muito a sua falta. Todo mundo aqui adora você, mas eu não tenho o que dizer... É muito claro que essa é a missão da sua alma... que você recebeu um chamado da vida. Eu vejo você, vejo as coisas que você faz no seu trabalho novo. E, quando vem um chamado da nossa alma, não há o que fazer, só incentivar. Jamais diria para você ficar.

Receber a validação da Ana Maria realmente era algo muito especial.

– Quero que você seja muito feliz e realizado nesse seu novo ciclo.

Depois daquela conversa, era como se eu tivesse lavado a alma.

Eu sabia que muitos me julgariam pela minha escolha. Na maioria das vezes nos privamos do que nossa alma mais deseja porque tememos um olhar, uma fala, um palpite. Tememos que assumir nossa essência possa ferir alguém ou decepcionar aqueles que amamos.

E abandonar um emprego de prestígio foi tão desafiador quanto trancar a faculdade de Medicina ou assumir minha sexualidade. Era seguir na direção de um chamado interno que destoava completamente do que as pessoas acreditavam ser lógico.

Muitas vezes nossos desejos de alma desafiam a lógica, mas, quando nos deparamos com pessoas sensíveis e abertas que captam o que sonhamos, nosso coração se preenche com coragem. Ter Ana Maria como incentivadora naquele percurso era mais do que um toque de Midas abençoando minha caminhada: era saber que as pessoas que estavam conectadas com seus propósitos sempre reconheceriam outras que caminhassem em direção aos seus.

A mudança chega quando preferimos o novo eu e a nova realidade. Quando vivemos o momento crucial de virada que é escolhido intencionalmente para que sejamos quem desejamos ser. Para que façamos o mundo como desejamos viver. Nossa transformação é como a da fênix. Suportamos tanta pressão até que ela aconteça que chegamos ao ponto de explodir. Em 1962, Thomas Kuhn popularizou o termo *mudança de paradigma*, definindo a evolução pessoal como "uma série de interlúdios pacíficos pontuados por revoluções intelectualmente violentas" na qual uma visão conceitual de mundo é substituída por outra.

Mudar implica uma transformação que cria formas e relações dentro do nosso escopo de vida.

No livro *A décima profecia,* James Redfield, autor da obra, diz que atingimos um ponto que se chama *a era do nosso reencontro com nós mesmos*. Nessa era, o maior desafio é se livrar dos medos coletivos, reunindo energia espiritual para fazer mudanças conscientes.

A questão é que sofremos por lutarmos contra os impulsos da alma. Todos, em algum momento, viverão processos de transformação, e, quanto mais conscientes e proativos formos, mais rapidamente passaremos pelas experiências e mudanças.

A primeira fase do processo é o medo de viver nosso destino. É como se empreendêssemos uma jornada do herói pelo nosso mundo interno e desconhecido. É apavorante, e possivelmente muitos desistem nessa fase porque sentem a instabilidade bater à porta. Todos os esqueletos guardados no armário saem de repente. É uma caixa de Pandora sendo aberta, e vivenciamos nossa luz e nossa sombra ao mesmo tempo.

O lado bom é que, se não criarmos resistência, entraremos em contato com nossa verdadeira natureza. Pema Chödrön diz: *Mesmo que a gente viva cem anos, o tempo na verdade é curto e devemos aproveitá-lo para viver o processo de evolução, abrindo a mente e o coração em vez de nos fixarmos, agarrarmos, congelarmos e nos fecharmos em velhas crenças.*

Não dá para reforçar nossas trincheiras, reprimir nosso eu e resistir às mudanças. Mas é nessas horas que parece que vamos morrer. Literalmente. Parte da mente resiste para preservar o que lhe é familiar. Ela se recusa a ceder o controle e confiar.

Porém, não podemos resistir ao inevitável.

Trocar uma noção limitada do nosso eu por um momento de expansão é se abrir ao novo. Despertar para quem somos. E aí não temos mais certeza de nada. Só que o ponto positivo de rasgar as antigas estruturas e romper com os velhos paradigmas é que nos tornamos confortáveis com a aceitação de que o controle não existe.

Todos fomos programados. No entanto, da mesma maneira que fomos programados, podemos nos desprogramar. Esse descondicionamento é trabalhoso, porque parte de nós precisa morrer para que outra possa nascer.

Sempre digo em meus cursos e imersões que é como se houvesse uma corrida da existência, que pode ser uma maratona de 42 quilômetros, assim como pode ser um tiro raso de cem metros.

O tamanho da corrida é definido pelo processo de cada um. O mais importante é perceber que esse processo é a nossa existência.

O primeiro grande desafio é entender o conceito de autorresponsabilidade, porque, quando enfrentamos as mudanças, o primeiro impacto de desconforto é descobrir que a vida que vivemos foi construída por nós. E pode ser estarrecedor perceber que muitas das limitações foram acumuladas por uma sucessão de *sim* quando queríamos dizer *não*. Momentos em que fomos permissivos ou coniventes com opiniões e crenças que não condizem com nossa verdade.

Se enxergarmos que a situação que vivemos só existe porque demos permissão para ela ser assim, entendemos que não somos vítimas de nossa história.

A realidade é implacável, e, se existe dor nela neste momento, precisamos olhar para ela e observar o que precisa ser curado daqui pra frente. Não existe certo ou errado: a expressão da alma deve ser um movimento maleável em que tudo flui através de você.

Se chegou a hora da escolha, tome uma decisão. A primeira coisa a fazer é se conscientizar do que você vem perdendo na sua vida neste momento. Pergunte sinceramente a si mesmo: o que estou perdendo em função de determinadas escolhas?

Você precisa enumerar essas perdas.

Aqui estamos falando sobre escolhas internas e externas. Um exemplo é o que você perde toda vez que se compara, se diminui, se julga ou se critica. Você se golpeia, se machuca, se invalida quando tem comportamentos emocionais como esses.

Toda vez que você deixa de colocar para fora sua verdade, está ferindo sua alma.

Ao olhar para sua vida, você pode perceber que não tem mais motivação para trabalhar naquilo em que trabalha, que o companheiro que está ao seu lado não é o cara com quem você sempre sonhou. Que não tem o relacionamento de que gostaria. Que está construindo para si uma vida em que não coloca para fora sua própria essência. Traga essas escolhas para a luz da sua consciência e pense no que está perdendo com elas. Permita-se enxergar a realidade que você vem vivendo. E visualize: daqui a cinco ou dez anos, se não começar a mudar agora, qual será o tamanho dessas perdas? Como você vai se sentir vivendo assim? Esse é um dos primeiros passos para se abrir e transformar a sua vida.

Uma mulher próxima a mim me contou há pouco que sofreu intensamente antes de se separar, porque, quando as crianças iam dormir, ela se ajoelhava e vivia a agonia de perguntar a si mesma o que estava fazendo naquele casamento. Pensava: "Como poderei ser feliz caso continue presa nesta vida?".

É nessas horas de decisão que muitas vezes buscamos conselhos, e é aí que podemos colocar tudo a perder. A mulher, então, procurou pessoas que a aconselhassem, e todas diziam que ela não deveria se separar, e os motivos eram diversos: por causa das crianças, porque o marido era um bom homem, porque era melhor continuar casada do que ficar só.

A alma dela, entretanto, gritava. Quando estava sozinha deitada em seu travesseiro, ela sabia o que deveria fazer. E, nessa hora, só ela vivia a angústia que sentia.

As pessoas que veem o nosso problema de fora podem nos desencorajar em um momento de grande mudança. Por isso, delegar as grandes decisões para o externo pode ser um tiro no pé.

Você tem que parar de escutar todo mundo e voltar a escutar a si mesmo. O poder de decisão de sua vida deve estar somente em suas mãos. Porque é o seu coração que pulsa e diz o que precisa ser feito.

É comum que as pessoas se sintam indecisas diante de uma decisão e consultem outros indivíduos, porque elas dificultam o processo por não estarem preparadas para aquele tipo de mudança.

Quantas vezes ouvi: "Mas você vai sair da Globo? Qualquer jornalista sonha em trabalhar lá!".

Se você é um empreendedor, podem dizer: "Esse projeto não vai dar certo!". Quando você se conecta com isso, não leva nada adiante.

Um dos principais efeitos de se conectar com sua essência real é que a sua vibração muda e você se sintoniza com a frequência da sua alma. É como se voltasse à programação original e trouxesse uma nova vibração pessoal. Quanto mais deixamos que a alma se encarregue da vida, melhor se torna essa vibração.

À medida que nos libertamos dos pensamentos estreitos e ganhamos uma nova percepção da vida, otimizamos nossa evolução e expandimos tudo, gerando uma grande revolução pessoal em nossas vidas.

Quando vivemos esse processo de cura emocional, energética e espiritual, nosso campo vibracional muda completamente. Transformamos hábitos emocionais prejudiciais em sensibilidade consciente.

Quanto tempo vai durar o seu processo? Só você poderá saber. E, conforme você vai curando a si mesmo, as pessoas ao seu redor começam a perceber as mudanças em seu interior que reverberam no seu mundo externo. Embora muitos possam acreditar que é só uma fase que você está passando, é preciso confiar na sua percepção.

Passamos as nossas vidas sufocando nossa percepção, ou seja, desacreditando de nós mesmos e delegando a condução de decisões importantes para pessoas que nos veem de fora.

Muitas vezes deixamos de fazer algo que nosso íntimo diz que seria necessário porque tememos julgamentos externos. Seja um novo projeto, um trabalho, uma decisão que vai contra o senso comum. Quando os outros observam que estamos indo pelo caminho contrário, geralmente dizem "Ele está louco", em vez de admirar uma decisão feita com o coração e de dizer que estamos seguindo nossa intuição.

Tenho uma amiga que, quando decidiu ter seu bebê em casa, em um parto natural domiciliar planejado, não contou para ninguém, para não correr o risco de ser execrada. Sua decisão tinha sido intuída. Era um desejo profundo de sua alma ter o bebê dentro do lar.

Depois do nascimento, as pessoas disseram: "Mas você foi muito corajosa". E ela sabia que eram as mesmas pessoas que teriam dito "Você é louca?" se soubessem de sua decisão antes.

O preconceito que sofremos quando fazemos algo que não é muito popular entre as pessoas que nos rodeiam pode minar nossa autoconfiança e nos fazer desistir de assumir nossa verdadeira identidade. Pensamos, sentimos e agimos, mas muitas vezes ficamos só pensando, e é aí que se dá o grande equívoco. Não conseguimos nos conectar com nosso sentimento, muito menos ter um movimento de ação.

Isso vale para todas as situações, seja um novo empreendimento, uma escolha impopular, um projeto, até assumir a sua orientação sexual.

Já vi pessoas que investiram todo o dinheiro em determinados projetos e, quando tudo correu bem, elas foram ovacionadas: "Esse é um cara que pensa fora da caixa". E outras que fizeram o mesmo, mas não tiveram bons resultados, e foram vaiadas: "Sempre foi impulsivo, coitado, se deu mal".

Hoje, investindo parte do meu patrimônio para construir a minha casa dos sonhos, talvez algumas pessoas pensem que estou "dando um passo maior que a perna", ou se perguntem se é mesmo necessário isso tudo.

Mas esse é o salto de fé. E é disso que se trata o grande passo em direção aos nossos sonhos ou às vontades que só nós sabemos.

Entre tantos limitadores, os mais comuns são o medo de que as coisas não deem certo, o medo de ser julgado, de não ser capaz de pagar as contas ou de não ser bom o suficiente para fazer determinada coisa.

Todos queremos que as coisas deem certo, mas a nossa jornada de vida não é um tiro de cem metros rasos, é um processo. Conforme vamos nos envolvendo na transformação do nosso ser, tudo vai sendo revelado para nós. Um passo depois do outro.

Quando estamos muito limitados, não conseguimos ver e acessar essas possibilidades. Ao darmos um pequeno passo, abre-se um mundo de possibilidades que nos faz acessar cada vez mais cura, abundância e prosperidade.

Mas esse portal só se abre quando damos um salto de fé. Um salto que proporciona uma mudança total de paradigmas em nossas vidas, porque acessamos o invisível. É só darmos o primeiro passo que o universo dá o segundo. E dessa forma as coisas caminham sem que você precise fazer muito esforço.

Ao encontrar minha missão de alma e passar a vivê-la, experienciei um movimento intenso de entrega ao destino e de confiança em minha prosperidade.

Hoje a minha principal tarefa é dizer "não" ao excesso de trabalho, tamanha a abertura proporcionada pelo sucesso em minha vida. A mudança de carreira foi um salto quântico que criou infinitas possibilidades.

E aqui quero salientar os efeitos positivos quando se entra na fase em que entrei: quando acessamos uma energia de alta frequência, ganhamos vitalidade, conexão com a vida, consciência, capacidade de realização e motivações de frequência mais alta que nos trazem inovação, criatividade, inspiração, abundância e cura. Não conseguimos mais fazer aquilo que fazíamos antes e experimentamos uma profunda sensação de plenitude. Ao sabermos quem somos, não focamos em encher nossa vida de tarefas que muitas vezes não fazem sentido. Entramos em um fluxo de acontecimentos que nos torna mais sensoriais e artísticos e passamos a recriar nossas experiências de maneira inovadora e elevada.

Essa metamorfose nos torna mais autênticos. Passamos a compartilhar essa potência e a perceber que não há limites para o que acreditávamos que existia. As possibilidades nos deixam mais receptivos, nossa presença fica mais refinada, a vida se torna mais fluida e não nos sentimos mais separados da existência. Nossa sensibilidade se amplifica.

No nível vibracional, tudo muda. As altas frequências de amor, empatia, generosidade e gratidão, que são emoções que nos trazem pensamentos inspiracionais, insights e criatividade, se tornam mais frequentes. Isso é diferente do estado de tensão que nos coloca na reatividade, na dúvida, com medo, culpa ou vergonha.

Toda mudança no estado fisiológico é acompanhada por uma mudança no estado mental e emocional e vice-versa. A harmonia de nossas vidas faz com que se acelere o fluxo de abundância e acontecimentos sincrônicos, atraindo pessoas conectadas com nosso propósito. Deixamos de viver os antigos traumas e limpamos o entulho da nossa alma até que a energia divina comece a fluir pelo nosso ser.

Só que não é preciso uma crise para que esse salto seja dado. Muitas pessoas chegam até mim se sentindo vazias em suas carreiras porque, embora usem a mente de maneira afiada, o estado de *ser* não estava sendo observado. Essas pessoas comumente fingem gostar da realidade a que estão resignadas, mas sentem falta do calor, da intuição, do pulsar da vida. Sentem falta de *sentir*.

A escritora espiritualista Gloria Karpinski diz que os momentos de virada na vida se anunciam por meio de inúmeros sintomas vagos, como *uma profunda inquietude, um anseio sem nome, um tédio inexplicável, a sensação de estar preso.*

Conforme nos abrimos para uma vida mais gratificante, é como se desabrochássemos.

O medo da transformação, no entanto, é tão real que, mesmo quando as pessoas percebem que um ciclo se encerrou, insistem em ficar presas a ele. E não conseguem imaginar uma realidade melhor. Ficamos fora de sincronia com o ciclo de crescimento e de expansão que o universo nos pede. Assustados com o novo, bloqueamos e paralisamos as ações que podem nos convidar para a vida que sempre desejamos viver.

Ter força de vontade não é forçar, controlar ou ter resistência. Ter força de vontade é saber escolher.

A expansão nos deixa assustados porque estamos programados e condicionados à nossa "realidadezinha". E porque a forma como vivemos tem alguns ganhos secundários. É preciso avaliar qual ganho secundário nos impede de tomar a decisão que precisamos tomar.

Você pode fazer escolhas tendenciosas se pensar somente no dinheiro. Ou talvez precise se posicionar um pouco mais nas suas relações. Precisamos entender se nosso medo parte de incomodar as pessoas, por isso tememos a decisão que precisa ser tomada.

Como fomos nos adaptando inconscientemente a uma estrutura de crenças e posturas diante da vida, perdemos a possibilidade de cura ao não priorizar nossa história e ao não nos conectarmos com um movimento universal alinhado com nossa essência.

Quanto mais crédito colocamos na contabilidade universal, mais o universo nos permite acessar uma realidade cada vez mais abundante. Em todos os sentidos.

Aqui, porém, é importante entender que não há garantias. Você precisa estar alinhado com suas escolhas de alma e não com as ideias herdadas de outras pessoas. Caso contrário, você faz escolhas acreditando que são suas quando na verdade são o eco de alguém.

Já vi muitos comprando a ideia de que seriam felizes vivendo no interior, com uma casa longe da cidade, com muito verde, horta orgânica e silêncio, e que tempos depois sentiram que aquilo não era o que verdadeiramente desejavam. Tinham comprado uma ideia de felicidade externa que não correspondia ao que de fato queriam.

Essas pessoas sentiram uma angústia tremenda por não saber reconhecer o que efetivamente a alma queria.

Viver sua essência é algo que se faz em qualquer lugar. Não é um movimento apenas externo. É também interno.

Se você sai de um trabalho e não se transforma, encontra as mesmas insatisfações no trabalho seguinte. Se sai de um casamento projetando suas frustrações no outro e não revê seu próprio comportamento, leva os mesmos problemas para a relação seguinte. Se muda de casa porque está infeliz ali, encontra na nova morada a mesma infelicidade, que vai junto com você, dentro do seu corpo. A questão da mudança é uma chave interna, e vai dar certo desde que esteja conectada à sua essência.

Não precisamos imitar ninguém, nem nos preocuparmos, porque, quando encontramos nossa real identidade, ela se encaixa como uma roupa feita sob medida.

A entrega passa por uma indefinição. Uma força misteriosa que nos faz abandonar a ideia de controle. E, embora a ideia de pausa fomente pensamentos de insegurança, quando entregamos a vida para a essência do nosso ser, tiramos o foco dos resultados e geramos um estado mais intuitivo. Uma sensação de que estamos sendo guiados.

Para isso, o abandono do velho eu deve ser uma escolha consciente para que deixemos de viver de acordo com os veredilos externos. Precisamos celebrar nossa originalidade. Lembrar que, embora o ego queira um planejamento estratégico bem definido, a alma tem suas qualidades próprias, que geram potenciais ilimitados.

Entenda de uma vez por todas: a vida é pedagógica. Você pode trocar de relacionamento, de cidade, de trabalho, mas, enquanto não olhar para dentro de si, os problemas vão se repetir.

Um texto profundo de Bert Hellinger diz o seguinte: *A vida te decepciona pra você parar de viver com ilusões e ver a realidade. A vida destrói todo o supérfluo até que reste so-*

mente o importante [...]. A vida te acorda, te poda, te quebra, te desaponta, mas creia, isso é para que seu melhor se manifeste, até que só o amor permaneça em ti.

Portanto, se não decidir mudar, você vai repetir o mesmo ciclo indefinidamente. E, ao entender isso, tudo muda. O universo lhe dará algumas pistas. Você vai intuir a vida com uma sensibilidade mais consciente e uma nova perspectiva das coisas.

Portanto, analise a sua vida e perceba como ela seria caso você a estivesse vivendo com mais integridade e energia. Caso se conectasse com seu *eu divino*.

Esse movimento fará total diferença a partir do instante em que você começar a confiar no fluxo, deixar de ter medo e tensões, e entrar em uma espiral positiva.

Ao temer, você entra na descrença do novo caminho e libera cortisol, medo; seu corpo fica em estado de alerta e seus sentimentos e emoções, em baixa frequência. Você acaba atraindo uma onda de escassez que interrompe o seu movimento.

Caso entre no fluxo positivo, confiando e vivendo as mudanças, aquele medo da escassez aos poucos se dissipa e você entende que tudo vai ficar bem. Seu pensamento vai se alinhando com aquilo que a sua alma deseja.

No seu pensamento você pode estar no inferno, na pior possibilidade que pode acontecer. Você deve interromper essa negatividade para que tome decisões mais sensatas, sem se deixar desgastar com preocupações em relação ao futuro.

A vida é uma caixinha de surpresas – assim como a obra que estou fazendo em minha nova casa. Haverá problemas diários, imprevistos. Mas, se os alicerces da casa estiverem bem colocados, ela será levantada, sejam quais forem as condições que a afetem.

Tenho um amigo médico que tinha o sonho de abrir uma clínica, mas não dispunha de recursos financeiros nem materiais. Com sua sócia, ele decidiu dar dez cheques pré-datados para comprar um equipamento de ponta. Ela ficou perplexa com a ousadia e perguntou:

– Mas e se não conseguirmos pagar?

E ele respondeu:

– Vamos devolver o equipamento, devolver o espaço para o proprietário e ver como lidamos com isso.

Sem o medo da escassez, meu amigo deu um salto de fé e hoje a clínica é uma das mais procuradas do Rio de Janeiro, um sucesso constante, já que a proposta do novo negócio está totalmente alinhada com o propósito dele e da sócia.

Confiança no fluxo é ter empoderamento emocional e espiritual e ter a humildade de não se achar maior que Deus quando as circunstâncias externas provocarem reviravoltas.

Entenda: *não vamos resolver tudo*, mas podemos nos colocar em nosso lugar e dar o nosso melhor, aceitando a pequenez diante da vida.

A vida não é um problema a ser resolvido, é um milagre a ser vivido.

Viva.

A vida não é um problema a ser resolvido, é um milagre a ser vivido.

9

VOCÊ SUPORTA SER FELIZ?

O poeta Khalil Gibran dizia que muitas vezes nos sentimos como uma semente no inverno, sabendo que a primavera se aproxima. Dessa forma, temos consciência de que o broto romperá a casca e a vida que dorme dentro de nós subirá à superfície quando for chamada. Embora o silêncio seja doloroso, é no silêncio que as coisas tomam forma: *Quando o conhecimento oculto na alma se manifesta, ficamos surpresos conosco, e nossos pensamentos de inverno se transformam em flores, que cantam canções nunca sonhadas.*

Quando li esse poema, me lembrei imediatamente da história de uma aluna minha, a Márcia. Ela tinha sido casada durante trinta anos, tinha uma vida muito feliz em família. Namorava desde os dezoito, era parceira do marido e sua personalidade era ligada no 220.

Márcia tinha uma vida profissional muito agitada. Era controladora, perfeccionista, julgadora dos outros e de si própria e, apesar de ter tudo para ser feliz, vivia na superfície das coisas. Dizia que só se nutria de eventos extraordinários, conquistas, viagens e finais de semana. E tinha mania de fazer checklist da própria vida.

Ela andava com três blocos de notas: um no carro, outro na cozinha e outro na mesa de trabalho. Tudo para que não deixasse nada, principalmente as infinitas tarefas, de fora.

Pensava ser uma ótima mãe, porque cuidava do filho nos quesitos saúde e organização. Levava ao médico, fazia exames, preparava comidinhas. Entretanto, não se sentava com ele para brincar ou passar um tempo sem fazer nada.

Quando o marido acordava, ela já tinha escolhido sua roupa. Nem o filho podia escolher por si só. A casa era organizada ao extremo. No trabalho, as reuniões que fazia eram produtivas, embora minha aluna não conseguisse se conectar de verdade com ninguém. Se algum colaborador trouxesse uma pauta pessoal para a conversa, ela literalmente desligava e interrompia o assunto.

Até que veio uma notícia inesperada, uma bomba: o marido estava com câncer. Era o começo do seu despertar e de infinitas chaves que, mais tarde, seriam viradas por ela. Decidiu junto ao marido que fariam tudo que estivesse ao alcance deles para que ele melhorasse e determinaram que, em paralelo, viveriam intensamente.

E foi o que aconteceu. Márcia curtiu cada dia, cada segundo ao lado do marido, até o dia de sua morte, um ano e meio depois da notícia. Ela ousa dizer que, por mais que existisse muita dor pela partida inevitável do marido, foi o tempo mais feliz que passaram juntos, saboreando e vivendo cada instante nos mínimos detalhes.

Sem chão, ela teve medo de ver o filho desamparado e precisou se reerguer. Quarenta dias depois de perder o marido, voltou a trabalhar e, durante uma palestra da Monja Coen sobre a impermanência da vida e o encerramento dos ciclos, sentiu algo aquecer seu coração.

Naquele dia foi estudar os preceitos do budismo e começou a buscar outros tipos de palestras e leituras. Decidiu então cursar Psicologia Positiva, e essa decisão deu um novo rumo à sua vida em todos os níveis.

Daquele inverno brotou a primavera.

Márcia viu uma janela se abrindo para apoiá-la naquele momento difícil e se permitiu fazer algo que desse sentido à sua vida. Estudou muito e começou a fazer rituais pela manhã, a puxar o freio de mão diante do excesso de tarefas e a ter uma paz de espírito que nunca havia experimentado.

Ela queria dar voz e sentido a tudo que tinha vivido. Foi aí que veio até mim em um dos meus cursos para desbloquear e potencializar a própria voz. Ali percebeu uma possibilidade de mudar sua vida e encontrou um novo significado, tornando-se mentora de recomeços, mostrando para as pessoas como se reinventar a partir de momentos desafiadores da vida.

Era como se voltasse a viver.

No livro *A morte é um dia que vale a pena viver*, Ana Claudia Quintana Arantes tem a coragem de lidar com um tema que ainda é um grande tabu.

Ela afirma que cada um de nós está presente na própria vida e na vida de quem amamos não só fisicamente, e sim com o nosso tempo. Somente nessa presença a morte não é o fim. Todos pensamos que a norma é fugir da implacabilidade da morte. Mas a verdade é que a morte é uma ponte para a vida.

E a pergunta que não quer calar em seu livro, e que repito para meus alunos constantemente, é: *A vida é feita de histórias. O que eu fiz com a minha?*

Geralmente brotam esses questionamentos quando estamos em uma situação de risco de morte ou próximos a alguém que esteja. Nem sempre, porém, precisamos revisitar nossas vidas apenas nessas horas. Por sorte, muitas vezes nos damos a oportunidade de recriá-las antes que seja tarde.

Foi o que aconteceu com a Beatriz, uma aluna nascida em Goiânia que veio de uma família simples. Desde muito cedo ela tinha um sentimento diferente em relação às mulheres. Mas não conseguia se colocar na posição de assumir sua homossexualidade.

Assim como foi para mim, o que pesava para ela era a dúvida de saber se os pais a aceitariam como ela é.

A relação com sua identidade sexual era muito difícil, e aos quinze anos Beatriz se tornou evangélica na busca de um lugar de que pudesse fazer parte. Ela se sentia como o patinho feio que não se ajustava. Dizia que era como se a vida fosse um trem passando e ela sempre estivesse de fora: ou não conseguia embarcar no trem para acompanhar a vida, ou estava no trem e ele nunca parava em lugar nenhum. Sempre estava fora do lugar onde deveria estar, sempre procurando se adequar e encontrar um pertencimento que nunca conseguia sentir em plenitude.

Quando entrou na faculdade, conheceu uma professora que morava no Canadá e a vontade de sair do Brasil, em busca de se reencontrar consigo mesma, foi crescendo. Lembrava-se do episódio, ainda na sexta série, em que tinha ouvido falar daquele país e experimentara pela primeira vez a vontade de conhecê-lo.

Vinte anos mais tarde ela estava lá iniciando seu mestrado.

Foi a partir da mudança de país que minha aluna conseguiu se autorizar a ter uma relação com mulheres. No entanto, não conseguia se aceitar como lésbica. Não queria esse rótulo. Ao mesmo tempo, pensava na maternidade. Chegou à conclusão de que não teria filhos, porque não imaginava seus filhos chamando outra mulher de *mãe*.

Para ela, mãe era só uma.

Foi aos 28 anos que assumiu sua sexualidade. Mas ser homossexual e não falar nada para os pais era como se os estivesse traindo.

Eram nove mil quilômetros de distância que separavam o Canadá de Goiânia, contudo o medo do não pertencimento e da exclusão a deixava angustiada. Mal podia respirar.

Então, decidiu contar aos pais. Primeiro para sua mãe, que mal conseguiu digerir a informação. Não era nem o fato de aceitar, mas a mulher se preocupava com a maneira como o marido ia reagir à notícia.

Como Beatriz não se sentia preparada ainda para revelar sua sexualidade para o pai, por medo de ser colocada para fora da família, esperou mais um tempo. Sua mãe a pressionou. Até que ela teve coragem de fazer a ligação.

– Pai, eu gostaria de falar para o senhor que sou homossexual.

Na hora, ele respondeu:

– Ah, filha, pensei que você ia falar para mim que estava com câncer. Isso não é nada.

Minha aluna ficou desconcertada, sem entender aquela reação. E, apesar de ter dito que "não era nada", o pai ficou um mês sem conversar com ela. Tentou diminuir o choque com alguns comentários, mas se afastou.

Até o dia que ela ligou para sua casa e disse que precisava escutar a voz dele, nem que fosse para ouvir que ele não aceitava a situação. Depois disso, foi um longo trabalho de aceitação, espera e paciência, em que ela decidiu respeitar o máximo possível o momento de seus pais.

Nesse processo de elaboração de si mesma, outras camadas se revelaram.

Quando Beatriz descobriu um câncer de mama, aos quarenta e poucos anos, seu pai viajou ao seu encontro para que pudessem conviver com proximidade.

O curioso da história é que o pai havia dito lá no início que preocupante seria se ela estivesse com câncer. E, de fato, quando ela foi diagnosticada, durante seu tratamento, ambos puderam ressignificar a relação pai e filha, e ela sente que foi nesse período que o pai pôde superar a decepção com a homossexualidade dela.

É angustiante como vivemos à espera, na indeterminação do nada. Na eterna possibilidade do vir a ser. Essa angústia que se dá ante a possibilidade de liberdade pode nos deixar em desespero. Ou nos colocar diante de novas possibilidades.

Quanto mais aprendemos sobre nossas angústias, mais compreendemos a nós mesmos, porque elas param de nos aterrorizar e passam a contribuir para o nosso crescimento.

Diante de fatos que podem concretizar a morte, muitas pessoas se reaproximam e passam a viver de fato a aceitação.

Mas será que precisamos ir tão longe para encarar a vida com mais verdade?

Ao encarar qualquer verdade, existem algumas fases. Uma das mais conhecidas é a *fuga*. A outra é a *negação*. Você faz de conta que está tudo bem, vai vivendo e anestesiando a si mesmo como pode. Nesses momentos, nega a sua verdade até que a sabedoria divina vem lhe mostrar em forma de dor que você precisa olhar para o que está negando.

Ao olhar, você entra numa fase de não querer lidar com o desconhecido, com a possibilidade de ser criticado, excluído ou de não pertencer a algo.

É desafiador, porque não queremos perder o amor de nossos pais, e fugimos da realidade, encapsulando o nosso sofrimento e o sofrimento das pessoas ao nosso redor.

Além da Beatriz, conheço muitos outros que saíram do país para se permitirem viver a vida que não tinham coragem de viver perto da família. Eu mesmo já fiz isso morando por nove meses na Europa. É como se longe de casa pudéssemos ser nós mesmos e construir novos laços afetivos a partir de quem somos.

Muitas vezes não conseguimos construir relações familiares de forma genuína a partir de quem somos. E sair de um lugar para morar em outro é como conquistar autorização para usar uma roupa que cai bem em nós.

Para que o tecido dessa roupa tenha o caimento necessário, a imagem que me vem é a de uma boa modelagem. Ela precisa passar por uma faxina bem profunda para conseguir engrenar com mais fluidez a partir de então.

Essa questão não se restringe à homossexualidade. Já vi muitas mulheres heterossexuais que não vivem a própria sexualidade porque foram castradas na infância, porque cresceram ouvindo que sexo era pecado e trazia doenças. Muitas crenças religiosas acabam desconectando as pessoas inclusive da espiritualidade, porque constroem internamente em nós uma ideia de proibição que não nos permite sentir prazer nem nos unir com quem somos.

O mais dolorido disso é que as pessoas começam a viver dilemas e conflitos que não fazem o menor sentido. Desde conflitos sexuais até espirituais.

Lembro que diante da mesa em que fazíamos todas as refeições na casa dos meus pais existia uma imagem imponente de Jesus. Eu olhava diariamente para ela e um questionamento me assombrava: será que eu, sendo homossexual, sou digno de merecer o amor dEle, de Jesus, de Deus?

Temos uma programação interna, uma série de padrões, que é difícil de desprogramar. Não falamos de prazer desde a infância. Falamos de pecado e culpabilizamos o prazer. E, embora o sexo possa significar liberdade, a máxima expressão do amor, da conexão espiritual, muitos de nós limitamos nosso prazer, seja no sexo, seja na vida.

Uma amiga só conseguiu experimentar prazer no sexo quando viajou para um intercâmbio internacional. Ao lado de outras mulheres com quem fez amizade, conheceu novas culturas que não atribuíam ao sexo as noções de promiscuidade ou sujeira e se permitiu vivenciar aventuras que jamais teria se permitido em sua terra natal.

Somos tão desconectados de nossas necessidades e de nós mesmos que é comum não existirem diálogos entre pais e filhos sobre determinadas questões. Torna-se constrangedor falar sobre o próprio corpo. Muitas meninas chegam à puberdade sem nunca terem tido uma conversa sobre menstruação com suas mães.

Sem essa conexão com seus prazeres e sensações, as pessoas ficam distantes de si mesmas e, na hora do sexo, não sabem como proporcionar nem receber prazer.

Na filosofia do Tantra, fala-se muito sobre os sentidos, a conexão com o outro e sobre como o prazer está relacionado à vida e à entrega total ao momento em que se estabelece.

Aplicando essa filosofia em outras áreas da vida, minha pergunta é: *Será que a vida que você leva está conectada com a vida que pulsa dentro de você?* O trabalho que executa está conectado com sua vida? O dinheiro que recebe está conectado com sua vida? O relacionamento que você vive tem conexão com sua vida?

Muitas pessoas sofrem com essa desconexão diariamente, no trabalho, no relacionamento, nos projetos que não conseguem concretizar. E inúmeras vezes não se permitem sentir. Porque querem racionalizar o amanhã, impedindo que as coisas fluam.

O quanto você se permite sentir no seu dia a dia?

Defendo que deveríamos reaprender a sentir, já que em algum momento de nossas vidas fomos desprogramados do sentir. Quando as escolhas se tornam apenas mentais, elas fogem dos sentidos e começam a ser apenas reflexos de condicionamentos ou da racionalidade.

O que eu quero que você perceba é que, quanto mais se aproximar da vida, da possibilidade de ser quem é, de se apropriar das suas verdades e do seu eu íntegro, mais abundante, pleno e oxigenado você vai sentir, com corpo, mente e espírito, uma conexão plena.

O banquete que a vida tem para nos oferecer é farto, mas muitas vezes vamos à mesa apenas com um pires na mão em vez de irmos com um prato dos grandes para receber as suas bênçãos. Dessa forma, autolimitamos nossa existência. Tudo isso por medo de nos frustrarmos. Logo, alimentamos baixas expectativas sobre a vida.

Quando o medo de dar errado é exacerbado, nos sabotamos. E nos privamos da aventura de nos permitir experimentar, errar, viver.

Já vi pessoas sendo reféns do medo até mesmo ao começar relacionamentos saudáveis. Eram tão condicionadas ao padrão de sofrimento que sabotavam a relação, por medo de ser bom demais para ser verdade.

Eu mesmo caí nessa farsa um dia desses. Ao responder para uma amiga como eu estava, disse a ela: "Estou ótimo, superfeliz, realizado em minha missão, construindo minha casa, minha relação com a família está excelente... Só não estou tendo um relacionamento amoroso ainda...". A partir daí, emendei: "Mas a gente não pode ter tudo na vida".

No entanto, dessa vez eu estava consciente e refiz minha fala: "Na verdade podemos, sim. Que padrão é esse que estou repetindo?". Essa questão de que "não podemos ter tudo" faz com que nos sujeitemos a aceitar o pouco que a vida traz.

Quando pergunto aos meus alunos se eles querem tudo que a vida tem para oferecer, se aguentam ser felizes, é porque sei que muitas vezes fugimos disso. Tanto da vida quanto da felicidade que ela pode proporcionar.

Meu convite é que você olhe para a sua história e perceba como está a construção dela. Se está se transformando e dizendo sim para a vida. E dizer sim para a vida é dizer sim para tudo que ela pode te proporcionar. Sejam alegrias e desconfortos, amores e dissabores. Dizer sim para as oportunidades, relações e frustrações. Percebo que, quando as pessoas estão novamente girando as engrenagens de suas vidas, é comum esse processo dar um bug e elas pararem para recapitular toda sua existência.

O indivíduo começa a analisar o que existe de convenção no roteiro de sua vida e o que foi genuinamente escrito por ele. E percebe que está vivendo uma realidade que não condiz com aquilo que sonhava para si.

Porém, é em momentos assim que novos portais se abrem. Com esses portais, abrem-se possibilidades que estão relacionadas às escolhas pessoais, as quais, daqui pra frente, serão cada vez mais conscientes. Aqui é importante frisar que a maioria das nossas escolhas ainda são inconscientes. Autoconhecimento é olhar para esse conteúdo emocional desconhecido e construir uma realidade que vai além dessas programações do senso comum.

Quando comecei a viver isso, eu acreditava que só existia uma forma de viver: a minha. Era como um cavalo no cabresto que trotava em uma única direção. Ao ganhar consciência das infinitas possibilidades da vida, de pensar, agir e construir realidades, percebi que estava arrancando o cabresto. Entretanto, à medida que fazemos isso, as amplas possibilidades que se apresentam podem nos assustar. Ter novos horizontes, longe do que nossos pais ou a sociedade projetaram para nós, geralmente traz medo.

Por isso a importância de buscar ajuda, estabelecer novos vínculos e referências e encontrar pessoas com percepções diferentes da vida, para poder expandir nosso repertório.

Se insistimos em pessoas com perspectivas estreitas, continuamos presos a uma mentalidade condicionada que não nos permite viver e ser felizes de verdade. Que não nos permite sermos criadores da nossa própria vida.

E dizer sim para a
vida é dizer sim para
tudo que ela pode
te proporcionar.
Sejam alegrias
e desconfortos,
amores e dissabores.

10

ADULTECER OU ADOECER

De repente, três gotas antes de dormir.

Eu não conseguia mais relaxar a mente, o corpo estava tenso. A vida, bagunçada.

O ansiolítico aliviava temporariamente o desconforto, mas, logo que acordava, eu era obrigado a lidar com essa sensação mais uma vez. Um desconforto físico, mental, mas que vinha da alma.

Justo eu, que sempre tinha dormido feito um bebê, não conseguia mais fechar os olhos, porque enfrentava meus monstros internos durante as noites que deveriam ser de sono.

Eu sabia que o problema não era não dormir. O problema era minha infelicidade no relacionamento em que eu estava e a bagunça que isso levava para minha vida. Eu sabia que viver não era aquilo, contudo não conseguia tomar nenhuma decisão. Estava submerso em meus problemas, como se a decisão de mudar de rumo mais uma vez pudesse me deixar fora de órbita.

Naquele momento, o que mais me incomodava era o meu relacionamento. Fomos felizes durante muito tempo, mas começamos a nos desconectar, e, até que nos separamos, a dor invadia meu peito. O desconforto de não relaxar ao lado dele – sabendo que era um ciclo que já tinha se encerrado – me levava a me anular e a não dar permissão para que uma voz interna acordasse e dissesse o que estava disposta a dizer.

Nossa relação já não fazia mais sentido, e a dor nos movimentou a tomar a decisão de colocar um fim nela.

Por mais incrível que possa parecer, a vida de ambos decolou depois do término. Era como se um emperrasse o caminho do outro. O que sempre digo para os meus alunos é que, quando estamos em um ciclo que não faz mais sentido – seja no trabalho, na vida afetiva, nos relacionamentos –, aquilo drena nossa energia de tal forma que as coisas não andam e ficamos ligados àquela dor.

Nosso processo final de conexão foi tolhido pela dor. A dor de nossas sombras. Quando demos espaço um ao outro, deixei as gotinhas do ansiolítico de lado. Elas não eram mais necessárias para que eu entrasse em sono profundo. Porque soltei o que precisava soltar.

Na vida, quando *adultecemos*, muitas vezes viramos reféns de nós mesmos. De nossa falsa sensação de controle. Da vontade de termos segurança e respostas para tudo, ainda que nunca tenhamos garantia de nada.

Quando entendi que aquele processo estava me fazendo adoecer, entendi que deveria *soltar*. Se não rompesse com esse ciclo, o adoecimento poderia ter sido muito pior.

Na vida profissional e pessoal, quando nossa alma grita e não fazemos o que ela pede, adoecemos. Começamos a embrutecer, ficamos cinza, sem graça. É mais ou menos como ver a vida murchando.

Eu, antes do rompimento, estava murcho e sem ânimo, sensação que revisitei anos depois, quando novamente não estava em congruência com a minha verdade, pouco tempo antes de pedir demissão da Globo para viver o meu chamado de alma. Em ambas as situações, a energia vital era drenada. É dessa forma que começa nosso processo de adoecimento. Quando nos desconectamos da vida, nosso brilho começa a apagar. Nosso compromisso com a vida se autodestrói, deixamos de participar ativamente das decisões que antes eram importantes para nós e vamos decaindo.

Tenho uma amiga que é referência na área da Educação, Deborah Vier Fischer. Ela costuma dizer que toda criança tem a cabeça aberta, uma liberdade para expressar suas ideias que, muitas vezes vai sendo tolhida em nome de uma necessidade humana de controlar, acomodar, regrar. Talvez como uma forma de tentar homogeneizar gestos, ações e pensamentos.

A inventividade, a imaginação, o arriscar-se diante do não saber, movimentos típicos da infância, presentes cotidianamente nas escolas e nas relações entre crianças, vão se perdendo à medida que elas crescem. A escola, a sociedade e as relações familiares colaboram de forma significativa na redução da possibilidade de inventar e de criar hipóteses diante das situações da vida. Essa postura vai sendo substituída por padronizações, submissão a regras, imposições, quebra de desejos e de vontades, perdendo força diante de um projeto maior de sujeito. Um sujeito que se torna adulto e que, se ousar sair do previsto, do *plano perfeito*, sofre as consequências de sua escolha.

Daí emerge a importância do trabalho de escuta na infância e da aposta em adultos mais seguros, focados e dispostos a colocar em suspensão certos valores endurecidos pela vida. Estranhar essa relação que habita o espaço entre ser criança e tornar-se adulto sugere um importante exercício para a construção de uma relação mais leve com a vida, que pulsa incessantemente e que merece ser experimentada com toda a sua potência.

Em geral, no entanto, seguimos a linha contrária a isso, sequestrando a potência de nossas aptidões e nos fazendo adoecer.

Para entender melhor como se dá esse processo de adoecimento quando não estamos em conexão com os valores do nosso espírito, é importante entender como somos formados. Muitos pensam que somos apenas matéria e acreditam que o corpo adoece apenas na matéria, mas o corpo físico é somente o mais denso dos nossos corpos.

Temos outros corpos sutis que contribuem para nossa cura ou adoecimento, dependendo de como está a saúde de cada um deles.

Eu sei: as próximas linhas podem soar um pouco estranhas para você. É natural. Mas garanto que existem milhares de estudos respeitados nessa área.

O ser humano tem no total sete corpos, três superiores e quatro inferiores.

Logo acima do corpo físico, temos o que chamamos de corpo energético, que se liga ao físico por centros de energia denominados chakras. Eles estão ligados ao nosso sistema endócrino, responsável pelas glândulas que liberam hormônios e são agentes que regulam nossas funções autônomas.

Os chakras estão ligados também ao sistema de distribuição da nossa energia sutil, vital, e comandam os plexos e os nervos.

Na sequência, temos os nossos corpos mental inferior e emocional, onde estão os nossos registros de dor, de bloqueios, de sofrimentos, de tudo que eu e você estamos aqui nesta existência para curar e transformar.

Quem segura todo esse vulcão em erupção é o corpo físico, só que ele não suporta tudo que está em desequilíbrio em nós. Logo, antes de uma enfermidade se manifestar no corpo físico, ela surge nos corpos sutis.

Somos aquilo que pensamos, sentimos e vibramos e precisamos identificar os desejos do nosso eu divino para alinhar esses corpos, já que as demandas do ego são inúmeras.

O nosso caminho é acessar a tríade superior, composta pelos corpos mental superior, búdico e átmico. É onde acessamos as respostas das nossas questões mais profundas, a sabedoria do nosso espírito, os nossos verdadeiros projetos de vida, a nossa centelha divina. Para acessar tudo isso, é necessária uma grande jornada evolutiva de cuidar principalmente dos ruídos mentais e emocionais.

Aquietar a mente e as emoções, curar os bloqueios e as limitações, para se elevar e acessar o nosso eu divino. Todos nós temos essa capacidade.

Quando estamos em equilíbrio, nossa alma fica mais inteligente, nossas percepções ficam melhores e nossos pensamentos tornam-se mais fortes, exercendo poder sobre nossa vida de maneira harmônica.

Nesse campo, brotam os poderes de nossa mente mais elevada e do nosso espírito.

Se não estamos conectados com essa parte do nosso ser, contudo, sentimos dor, rejeição, ficamos embotados em crenças limitantes. E a vida não flui.

Todos estamos aqui para que possamos evoluir, curar e olhar para nossas dores. Ao fazermos esse trabalho, atingimos o potencial de acessar níveis de consciência superiores, sintonizados com nosso eu superior.

As questões mentais e emocionais não vistas e não curadas reverberam nos nossos corpos energético e físico. É por isso que é comum adoecermos quando não olhamos de verdade para nossas emoções e para tudo que construímos.

A doença é a sua alma dizendo: *Olhe para isso*. Assim, olhamos para aquele determinado bloqueio e começamos o nosso processo de despertar, tendo o corpo físico como o nosso sistema de alerta.

Todos temos a capacidade de acessar o que há de mais elevado em nós, a sabedoria do nosso espírito, a nossa centelha divina.

Quanto mais nos curamos, mais acessamos o nosso propósito vital, que está embutido nos momentos em que temos insights e em que experimentamos nosso caminho de alma, que é o projeto que temos que externar.

Quando isso acontece, entendemos tudo que está desalinhado com a nossa essência. E as respostas vão vindo, como downloads da alma. Nós as recebemos como se fossem revelações.

Enquanto não curamos essas dores, elas voltam e voltam infinitas vezes, até que possamos olhar para elas. É a vida dando sinais e sintomas para que possamos estar atentos ao que não vai bem.

São as perdas cuja razão não entendemos. Tudo que nos toca e faz com que acessemos a grande sabedoria do universo para que possamos olhar para isso.

Quando não estamos alinhados com nossa missão de vida, tudo fica emperrado. Não conseguimos criar uma relação harmônica com o dinheiro, a sensação de vazio é frequente, não temos fôlego para crescer profissionalmente. Não nos descobrimos em essência.

Precisamos entender que todos os dias fazemos escolhas. Por isso, devemos analisar cada escolha feita para saber se está nos levando em direção ao que a nossa alma pede ou não. Caso contrário, muitas vezes vamos nos sentir como se tivéssemos chegado ao fim da linha. Que o ciclo terminou e que não teremos forças para entrar em outro. Então, paralisamos.

As doenças são despertadoras da alma para que possamos escutar seu chamado, para nos avisar que não estamos aqui de passagem, apenas para acordar e pagar contas.

Não espere adoecer para seguir seu chamado de alma. Não espere que venham as dores físicas para você sair do círculo vicioso que o incapacita de agir em direção ao que ama.

E não pense que eu sempre fui um cara ligado a isso tudo. Eu era o típico sujeito que só buscava a espiritualidade quando o calo apertava. À medida que entrei no meu processo de autoconhecimento, venho tendo a bênção de acessar o meu eu superior e me conectar com o que é muito maior do que aquilo que eu e você vemos.

Existe uma guiança superior muito mais inteligente e eficaz do que esta que estamos acostumados a seguir. Nossa mente é limitada e tenta nos desviar da nossa missão o tempo todo, seguindo uma cartilha básica de como deveríamos agir em sociedade.

Muitas vezes nossa alma quer seguir na contramão dessa cartilha. E dói, porque sentimos que não estamos alinhados com as pessoas que amamos. Mas seguimos adiante e percebemos como são as microdecisões que nos fazem mais potentes.

Esse caminho da essência nem sempre é reconhecido por todos. Nem sempre será. Mas o reconhecimento externo vale a sua paz de espírito? Vale a venda da alma?

Quando estamos vendendo nossa alma ou nos corrompendo, saindo daquilo que nos comprometemos a fazer, ficamos desamparados, mesmo quando estamos cercados de pessoas.

E podemos confiar e entender que existe um caminho no qual os milagres e as bênçãos acontecem o tempo todo. Estamos sendo amparados constantemente, mas não temos a humildade de perceber isso. É o ego perdendo o controle e não tendo a garantia de que é ele que está provendo tudo que você precisa.

Precisamos entender que a responsabilidade é a capacidade que temos de responder com nossos talentos ao que nos é atribuído. Nem sempre usamos esses dons para o bem de todos e de maneira leve e alegre. Adultecer – e adoecer – é deixar que a responsabilidade se torne um peso. Isso acontece quando estamos desvinculados da nossa energia espiritual.

O médico bacteriologista e homeopata Edward Bach, que desenvolveu os florais de Bach, dizia que as pessoas se desequilibram quando cumprem apenas obrigações que estão de acordo com o que o mundo deseja e se esquecem de sua responsabilidade em relação à sua missão de vida, iluminada por seu eu superior. Nossa energia é consumida pelas nossas obrigações e não conseguimos recarregar nossas baterias. Quando esquecemos nossa missão, nos sobrecarregamos de obrigações e estruturamos um falso mundo. É dessa forma que nossos canais de energia vão sendo bloqueados e acabamos nos corroendo por dentro.

No entanto, quando começamos a direcionar nossos esforços para cumprir nossa missão existencial, ocorre um desbloqueio de energia que vai arrebentando os pontos estagnados para que possamos deixar a vida fluir.

A felicidade plena ocorre quando descobrimos nossa missão e estamos presentes em nossa existência, recebendo as forças do nosso eu divino. Dessa forma conseguimos entrar em um processo de sincronicidade e manifestar, tornar real, o que viemos fazer.

Para que cursemos nossa jornada de alma, precisamos de perseverança e constância, equilíbrio e força.

Quando decidimos servir ao mundo e à nossa própria evolução, é aí que a mágica da vida acontece.

A história de Hércules na busca das maçãs de ouro nos mostra uma analogia parecida: ele acredita que tudo será providenciado para que siga seu caminho. Assim, procura a árvore da sabedoria, cujos frutos são as maçãs, mas só chega a elas quando aprende a retroagir e receber a luz do ser. Nessa busca, ele encontra o gigante Atlas, que representa seu eu inferior, alguém sobrecarregado de obrigações. Hércules, então, sente compaixão por Atlas e o ajuda a descansar, carregando o mundo em seu lugar. E é aí que o semideus encontra a Maçã Dourada.

Nessa mesma prova, Hércules encontra Prometeu acorrentado em uma montanha. Ali seu fígado era comido todos os dias por uma águia, pois o órgão se regenerava diariamente. O acorrentado se sente esgotado, até que Hércules o liberta. Prometeu representa o reflexo do eu superior, que está preso e só pode ser libertado quando assumimos nosso real papel no mundo e temos consciência da nossa missão.

O que acontece constantemente é a dissolução, separação e reconstituição de nossas partes que se regeneram perante o dinamismo da vida. Se não estamos alinhados, ficamos fragmentados, somos engolidos pelos afazeres diários e adoecemos por não conseguir expressar nossa individualidade. Se não cumprimos nossa missão, acabamos nos autodestruindo. Por isso é importante exercitarmos nosso medo de entrega para o mundo, a confiança na vida, para que a chama da sua missão não se apague.

Adultecer só nos faz adoecer quando estamos desconectados do divino que existe em nós. Quando somos engolidos pelas demandas externas em vez de sentirmos os pedidos de nossa alma. E esse sofrimento é implacável.

Moramos em uma bola gigante que roda o tempo todo sem que a gente caia ou fique tonto, não é mesmo? Quer algo mais difícil de ser explicado do que isso?

Nessa jornada, confiar na guiança do plano espiritual é decisivo.

Se esquecermos que somos cuidados o tempo todo, adoecemos. E atrapalhamos os planos do universo para nós. Quando meus alunos aceitam que a vida acontecendo é um verdadeiro milagre, a realidade limitada que cultivamos em nossa mente fica sem sentido. Então potencializamos acontecimentos inesperados com a força da nossa fé no divino e no nosso poder de decisão e ação.

A felicidade plena ocorre quando descobrimos nossa missão e estamos presentes em nossa existência, recebendo as forças do nosso eu divino.

11

A VERDADE VOS LIBERTARÁ

– Eu vos declaro marido e mulher.
É com essa frase que os casamentos celebrados por autoridades religiosas geralmente são finalizados.

Mas não foi com essa frase que finalizei nenhuma das uniões de que participei como mestre de cerimônia. Primeiro porque nem sempre as uniões são entre um homem e uma mulher. Segundo porque para mim uma união tem um significado espiritual muito profundo – é a expressão mais pura e autêntica do amor, da conexão mais elevada entre dois seres.

Na maioria das vezes, uniões são celebradas dentro de locais considerados sagrados, templos, igrejas, instituições que, muitas vezes em nome de Jesus, praticam ódio, exclusão e preconceito contra pessoas como eu: assumidamente gays.

Minha pergunta é: como pessoas que seguem os preceitos de Jesus, a figura religiosa mais inclusiva e que tinha como mensagem central o amor ao próximo, podem muitas vezes ser as que menos praticam tudo o que Ele nos ensinou?

Para mim, o maior ensinamento da espiritualidade sempre foi o amor. E é dolorido – ou no mínimo uma incongruência gigantesca – quando percebo que, em nome de Deus, pessoas praticam a discriminação, seja contra quem for.

Outro dia eu estava na academia e ao meu lado havia uma mulher falando alto. Não pude deixar de escutar, nem se quisesse. Ela se dizia muito espiritualizada, falava de Jesus e de Deus o tempo todo, e tentava convencer um homem a se cristianizar. No entanto, seu discurso atacava pessoas que a mulher recriminava por comportamentos e posturas não aprovados por ela.

Suas palavras destilavam ódio contra quem tinha tatuagem, quem cortava o cabelo curto "feito uma sapatão", a amiga que se separou do marido, o cara que engordou e "não tinha vergonha na cara pra emagrecer". Tudo isso em nome de Jesus, com o discurso de que essas coisas não são certas.

Você certamente já ouviu isso. Preconceito em forma de boa vontade.

E vou te dizer algo que talvez você, que nunca foi vítima de preconceito, não saiba: sofrer preconceito dói na alma. Muito.

Ser discriminado simplesmente por ser quem você é e assumir sua verdade é algo que faz com que muitos de nós não tenham coragem de ser verdadeiros, morrendo de medo de queimar no inferno.

Os historiadores consideram a caça às bruxas do passado uma perseguição social contra aqueles que supostamente atentavam contra a ordem e geravam calamidades. Ou seja, esse movimento não era apenas uma perseguição religiosa, mas também social, em que as pessoas eram literalmente queimadas na fogueira por serem quem eram.

Hoje, muitos vivem um inferno em vida, um tormento mental dentro deles mesmos por terem medo de serem jogados na fogueira do preconceito, da exclusão. E isso é tão nocivo quanto o que existia na Idade Média, já que não poder assumir a nós mesmos é admitir que precisamos seguir um modelo de conduta aprovado pela sociedade ou por alguma instituição que se diz porta-voz de Deus.

A reflexão que eu gostaria de propor é justamente esta: qual ensinamento a fé e a espiritualidade trazem a você? De que forma você pratica a sua espiritualidade no seu dia a dia? Julgando as pessoas que têm opiniões e comportamentos contrários aos seus? Ou amando indiscriminadamente como Jesus nos ensinou?

Será que você julga as pessoas que não estão alinhadas com o que você acredita? Seu filho, seu colega de trabalho, as pessoas que estão em sua lista de desaprovação?

Uma das frases mais clássicas da Bíblia diz *Conhecereis a verdade e a verdade vos libertará*. E, se estamos falando da nossa verdade, é importante observar que, ao assumirmos como verdade aquilo em que acreditamos, nos sentimos libertos.

Outro dia, enquanto escrevia este livro, encontrei um casal de amigos homossexuais, ambos extremamente bem-sucedidos. Um deles contou aos pais há três anos sobre sua orientação e me disse a seguinte frase: *Depois que me assumi diante dos meus pais, parecia que todos os problemas da minha vida tinham sido resolvidos. Eu inclusive me sinto muito mais conectado com a espiritualidade e com Deus.*

Na minha jornada, também me reconectei com Jesus quando assumi minha verdade. E Jesus era a figura que estava todos os dias sentada conosco na mesa de casa. Em almoços e jantares, sua imagem estava sobre nossa mesa, nos acompanhando.

Mas a imagem que eu tinha – por conta de alguns dogmas que tinham sido mal interpretados ao longo da minha criação – era a de que ele me observava e que, se eu estava fazendo algo errado, deveria ser castigado por isso. Na minha cabeça infantil, ter uma orientação sexual diferente daquela das outras pessoas era algo errado.

Até hoje, muitos interpretam a Bíblia dessa forma – como se dois homens e duas mulheres não pudessem exercer o direito de se amar.

Ao longo da minha infância, meu conceito de família era meu pai e minha mãe. A sagrada família. E era um conflito de sentimentos muito grande perceber que aquilo que eu sentia não era legitimado pela religião ou pela escola. Eu me sentia julgado e não acolhido.

Fazer as pazes com Jesus passou por um processo de aceitação interna muito forte. Porque para mim ainda era um dilema. Seria ou não um pecado amar ao próximo se esse próximo fosse do mesmo sexo?

Aquela confusão martelava na minha cabeça, e, embora Jesus falasse em seus discursos sobre amor ao próximo, a narrativa das igrejas tradicionais ia contra aquilo que ele dizia.

Eu teria direito ao Reino dos Céus sendo quem era?

Era devastador pensar que o fato de eu amar alguém pudesse condenar minha alma ao inferno. Mas ela já queimava lá enquanto eu vivia esse medo constante de não ser aprovado e amado sendo quem era.

Já vi muitas pessoas com dilemas parecidos por seguirem cartilhas de condutas consideradas certas perante a sociedade. Mulheres que engravidam antes do casamento ou que se tornam mães solteiras. Divorciadas. Pessoas que se sentem discriminadas diante da religião que as recrimina sutilmente.

Sentir-se um pecador faz muitos se afastarem da religião e, dessa forma, de Deus. Como se não fôssemos merecedores do amor de Deus por termos feito determinadas escolhas.

Como um filho não seria amado por seu Pai?

Muitos não se sentem amados e carregam isso como um fardo constante.

No meu processo de autoconhecimento, quando comecei a limpar as crenças e dogmas que me separavam do divino, me veio durante uma meditação aquela famosa passagem das pegadas na areia.

Não sei se você conhece. Diz assim:

Uma noite tive um sonho. Sonhei que estava andando na praia com o Senhor, e através do céu passavam cenas da minha vida. Para cada cena que se passava, percebi que eram deixados dois pares de pegadas na areia. Um era meu e outro do Senhor. Quando a última cena da minha vida passou, olhei para trás e observei as pegadas. Então notei que em muitos momentos havia apenas um par de pegadas na areia. E isso aconteceu nos momentos mais difíceis e angustiosos do meu viver.

Fiquei triste e perguntei:

– Senhor, tu me disseste que, uma vez que resolvi Te seguir, Tu andarias sempre comigo todo o caminho. Mas notei que durante as maiores atribulações do meu viver havia apenas um par de pegadas. Não compreendo por que, nas horas que mais necessitava de Ti, Tu me deixaste.

O Senhor então respondeu:

– Meu precioso filho, eu te amo e jamais te deixaria nas horas da tua prova e do teu sofrimento. Quando vistes na areia apenas um par de pegadas, foi exatamente aí que eu te carreguei em meus braços.

Esse momento de reconexão com Deus me fez perceber como nunca somos excluídos do divino. Hoje, sinto uma completa conexão com Jesus, não só no meu trabalho, que é muito guiado pela espiritualidade, como em minha vida. Essa conexão eu vivi da forma mais potente só depois que entendi que, em algum lugar dentro de mim, não me sentia merecedor de viver aquela conexão tão divina, e então me libertei disso.

Quando comecei a entender e sentir de fato o que era espiritualidade – e não os dogmas dos homens –, senti efetivamente o amor de Deus. Me sentia carregado no colo.

Nos meus cursos, tenho alunos com todas as crenças possíveis e imagináveis. E, mesmo com alguns dogmas trazidos de suas religiões, muita gente tem contato com coisas lindas e divinas ao longo das vivências.

Uns se sentem tocados por seus anjos, outros pelos guardiões e, quando existe essa conexão, percebem que fazem parte do todo. Que nada nos separa do divino. Nenhum dogma, nenhuma religião. Estamos interconectados e conectados com Ele diretamente. Sentir que você faz parte dessa conexão, que não tem nada de errado com você, impacta diretamente na forma como age, se relaciona e se comunica.

Os neurocientistas Danah Zohar e Ian Marshall, autores do livro *QS: Inteligência espiritual*, defendem que existe um local no cérebro responsável pela espiritualidade. Ele se chama *ponto de Deus* e está localizado nos lobos temporais, regiões do cérebro localizadas acima das orelhas. São áreas com múltiplas funções que processam o reconhecimento visual, a percepção auditiva e estão ligadas às memórias e emoções. Os autores dizem que essas áreas são ativadas em momentos de transcendência e espiritualidade e quando temos grandes insights ou estamos em um processo criativo.

No livro, eles esclarecem o quanto a inteligência espiritual bem desenvolvida pode promover melhorias em todas as áreas de nossas vidas, já que ela é capaz de criar conexões de sentido e significado entre todas as coisas. É por meio das ligações que a inteligência espiritual nos faz desenvolver um sentido de vida.

Para atingir esse ponto de Deus, é preciso ter equilíbrio intelectual e emocional. Contudo, quando vivemos situações emocionais conflitantes, como a que eu mesmo vivia quando não sabia se poderia merecer o amor divino, isso nos impede de acessar o ponto de Deus, já que ficamos imersos em uma ruptura.

Para os neurocientistas, é fundamental praticar o autoconhecimento e a espontaneidade, honrar os nossos ideais, pensar de forma holística, ter compaixão, respeito à diversidade e independência, questionar, adaptar-se e ter foco no que é essencial.

Muitos de nós acabamos bloqueando esse ponto por estarmos presos em bloqueios como culpa, medo e vergonha. Dessa maneira, não acessamos o divino dentro de nós.

Quando entendi que minha conexão com Deus era maior do que os dogmas impostos, senti a espiritualidade em sua hierarquia maior e entendi que Jesus guia, protege e orienta a todos nós. Mas isso só foi possível porque dei permissão a mim mesmo para receber essa orientação divina.

É fundamental entendermos que o preconceito, seja ele qual for, destrói a liberdade dos seres humanos.

Se estamos buscando a verdade que Jesus nos deixou, temos que nos questionar constantemente: *Que amor é esse? Que tolerância é essa? Como podemos viver em paz uns com os outros se não aceitamos uns aos outros em nome de uma pretensa espiritualidade?*

E, então, a vida fica mais difícil, cheia de bloqueios, já que acreditamos que temos um defeito e que precisamos dar para as pessoas mais do que recebemos, para equilibrar a balança.

Quantas vezes não me vi inconscientemente querendo provar para meus pais que era bom em algo e dar orgulho a eles, já que sentia essa culpa massacrante de não ser um dos escolhidos por Deus?

Nós somos Deus. A consciência divina está dentro de cada um de nós. E o vazio que muitos experimentam vem dessa separação que sentimos do espiritual, quando não conseguimos nos conectar com o divino e com o todo.

Isso é devastador. Muitos de nós tememos romper com ciclos porque sentimos esse débito. Tememos ir adiante em nossos sonhos, tememos fazer o que queremos e sermos quem somos de verdade.

A coragem nasce, entretanto, quando nos conectamos com nosso coração, nossa força maior. Quando estamos em congruência com essa fonte de amor divina que não nos desampara em momento algum.

Hoje entendo que, quando recebemos esse convite para arrancar as penas e voar como a águia, precisamos escutar o chamado e abrir nossas asas para que possamos alçar voos maiores.

Quando voa, você está mais perto de Deus.

Aquele Deus que guia o seu voo, que caminha ao seu lado, que o carrega, que está dentro de você, que não julga. Que acolhe e faz com que todas as formas de amor sejam aceitas.

Aquele Deus que é de verdade. Que aceita sua verdade. Que o transforma até que você seja de verdade e brilhe no mundo com a sua luz única, sua centelha divina concedida por Ele.

Honrar a vida é honrar a si mesmo e a sua própria história. É aceitar-se. É ser quem você é sem que qualquer pessoa diga que você não pode ser aceito.

Estar perto de Deus é ser você.

Quando voa,
você está mais
perto de Deus.
Estar perto de
Deus é ser você.

12

TOLERÂNCIA E AMOR

– *Eu preciso agradecer a você.*
Essa frase vinha de uma aluna minha. Não nos víamos fazia bastante tempo, mas estávamos nos reencontrando em um evento. Seus olhos estavam marejados e eu nem suspeitava o porquê.

– Depois da imersão que fiz, tudo mudou... – ela começou a contar. – Você sabe que eu e minha mãe nunca tivemos uma relação de comercial de margarina. Não havia muita tolerância nem amor da minha parte pela história que tínhamos vivido... – Suas palavras saíam enquanto lágrimas escorriam. – E, então, naquele dia da imersão, reconstituindo e agradecendo minha história como ela foi, enxerguei minha mãe como ela era. Com seus medos, imperfeições, desvelando todas as projeções que fiz sobre ela durante todo esse tempo. E depois do curso tivemos a conversa mais bonita que já tínhamos tido em nossas vidas. Minha mãe estava com setenta anos. Três meses depois, ela faleceu. Só queria agradecer por você ter proporcionado esse momento na minha existência. A história com a minha mãe mudou de rumo por sua causa. Eu busquei a sua ajuda porque não conseguia falar em público e gravar vídeos. Hoje me libertei dessas duas dificuldades, consigo colocar a minha voz no mundo com facilidade e eu e minha mãe nos livramos de um bloqueio de uma vida inteira.

Ficamos abraçados durante alguns segundos, emocionados, e eu senti a gratidão dela. Na nossa jornada de evolução, vamos melhorando uma coisinha por vez, porque não conseguimos curar tudo de uma vez só. Imagine quanto valeu para essa mulher ter liberado sua mãe para que ela fosse embora em paz?

As palavras da mãe tinham sido: *Filha, esperei a vida inteira para ouvir isso de você.*

Só que muitas pessoas não escolhem olhar para as relações, curar dores, bloqueios, mágoas e exclusões. E assim deixamos de viver tanta harmonia e amor dentro de nossas vidas.

A pergunta que gostaria de fazer a você neste momento é: *Quantas coisas você deixa de viver por não ter tolerância e amor? Quantos momentos e sentimentos você deixa de experimentar?*

Nessa relação, por exemplo, depois de aparar as arestas, a mãe pôde ir embora em paz. E, quando minha aluna contou aquele episódio, suas lágrimas não eram de tristeza, mas de gratidão. Era uma energia de amor incondicional, liberada progressivamente. Porém, ela só foi capaz de enxergar a mãe com amor incondicional quando a aceitou do jeito que era.

Existe um conto chamado *A arte de limpar a janela* que diz o seguinte:

Em toda rua há a Sra. Julgamento e a Sra. Honestidade. Um dia a Sra. Honestidade decidiu visitar a Sra. Julgamento. Tão logo a Sra. Honestidade chegou, a Sra. Julgamento começou a reclamar dos seus novos vizinhos, uma família de estrangeiros.

"Ela é uma dona de casa terrível", disse a Sra. Julgamento, "Você deveria ver quão sujas são as suas crianças... assim como a sua casa! É quase uma desgraça estar vivendo na mesma vizinhança. Apenas dê uma olhada nas roupas que ela pendurou no varal, veja as manchas pretas nos lençóis e toalhas."

A Sra. Honestidade andou até a janela para ver. "Na realidade as roupas estão bem limpas, minha querida. Na verdade, as manchas estão na sua janela!", disse.

Assim somos nós, frequentemente iludidos com nossas janelas sujas. Projetamos nos outros nossos julgamentos e preconceitos. Convencemos a nós mesmos de que estamos vendo algo fora, enquanto não estamos olhando direito dentro de nós.

Todo mundo precisa limpar as próprias janelas. Esse processo inclui se livrar de percepções e suposições que limitam nosso entendimento do todo e nublam nossa visão. Muitas vezes somos perseguidos por nossos próprios julgamentos acerca das situações. Não pensamos no perdão, na compreensão, ficamos focados naquilo que achamos que está errado no outro.

Queremos ser compreendidos, mas estamos praticando tolerância e amor com os demais?

Somos todos responsáveis pelas nossas próprias experiências.

A grande ironia da vida é que ao longo do processo somos alvos de nós mesmos. De nossas próprias condutas. Daquilo que mais evitamos. E, no caminho do nosso crescimento e autodesenvolvimento, a arte de limpar a janela é essencial. Caso contrário, passamos a vida toda representando papéis no palco da vida.

É fácil ficar envolvido e carregar nas costas a ladainha que criamos sobre nós mesmos.

Só que, quando conseguimos nos voltar para dentro em busca de respostas vindas da essência, compreendemos um chamado mais profundo que exige amor incondicional para conosco.

Se o relacionamento com Deus é bilateral, e Ele nos vê como filhos, por qual motivo não nos permitimos ser acolhidos e amados por Ele? Por qual motivo não nos aceitamos, pedimos uma série de coisas e ao mesmo tempo não nos perdoamos ou não praticamos amor com nosso próprio ser?

Quando entendemos nosso papel no mundo, deixamos de ser mendigos que imploram necessidades e passamos a entender que temos direitos. Antes de pedir perdão, perdoamos a nós mesmos e entendemos que a prisão na qual estamos envolvidos é fruto de nossa própria incoerência entre aquilo que queremos e o que precisamos.

Se assumimos a responsabilidade pelo que criamos em nossas vidas, superamos o sentimento de impotência que vira e mexe nos aprisiona.

Mas, da mesma forma que não conseguimos enxergar o outro, muitas vezes é difícil que saibamos enxergar a nós mesmos.

No romance *Sobre minha filha*, da sul-coreana Kim Hye-jin, uma história em particular me chamou a atenção. A protagonista é uma cuidadora de idosos, uma mulher exemplar aos olhos da sociedade que, em determinada fase da vida, descobre que sua filha, que criou para seguir as tradições – se casar, formar uma família e desfrutar de uma casa própria e um bom salário –, é uma mulher lésbica.

A vida da mãe sai do eixo e ela não é capaz de oferecer outro repertório que não o do julgamento e da rigidez, porque acredita que a filha se distanciou do projeto de vida que havia sonhado para ela.

Tenho uma aluna que certa vez veio me dizer que estava com projetos profissionais grandiosos paralisados, gerando impactos negativos financeiros e pessoais.

Em uma dinâmica no meu curso, durante o processo dentro do Fluxo, caiu a ficha de que ela precisava soltar toda a energia presa da não aceitação e do julgamento e deixar fluir o amor em relação a sua filha gay.

Literalmente, ela precisava aceitar e amar a própria filha.

Quando minha aluna se acertou, três semanas depois sua vida começou a fluir. A agenda dela lotou de clientes e ela fechou projetos para os seis meses seguintes. Era uma energia indescritível.

Conheço outra mãe que se sentia desconectada da filha. Sempre que iam comprar roupas juntas e ela sugeria algo de que gostava para a filha, a adolescente dizia: "Você não entende meu estilo". Ela acreditava que estava diante de uma crise da adolescência e aquilo ia passar. Mas a distância só aumentava e o coração dessa mãe ficava apertado. A menina sentia raiva da mãe, que não sabia se comunicar com ela.

Até que um dia, depois de uma conversa, a garota assumiu que gostava de meninas, e aí tudo fez sentido. A mãe respirou fundo; tinha entendido os motivos pelos quais a filha se sentia tão incompreendida. Porque, sempre que falava sobre momentos da adolescência, trazia à pauta a própria vivência e a menina revirava os olhos e dizia: "Nós somos muito diferentes". Até então, a mãe não conseguia entender o porquê.

Nessa jornada de desconstruir o outro, precisamos rever as nossas crenças e olhar para a alma da pessoa que está diante de nós. É só dessa maneira que conseguimos admirá-la e gerar uma relação verdadeira. Tirando as cascas que ficam entre nós.

Quando ministro meus cursos, é impressionante como no final da vivência todos estão se admirando mutuamente de forma intensa e profunda. As pessoas fazem elogios umas às outras, e saem as coisas mais genuínas que poderiam surgir.

Isso só acontece porque todos se mostram de verdade durante o processo, incluindo suas maiores dores e vulnerabilidades, que muitas vezes nunca tinham sido colocadas para fora. Quando exercitamos ver o belo nas pessoas, honramos a jornada delas e percebemos que, no fundo, todas querem retomar o caminho de volta para casa. Cada uma do jeito que dá conta.

Quanto mais conheço um ser humano, mais o respeito. Em nosso dia a dia, no entanto, temos relações tão superficiais que não existe profundidade para conhecer o outro.

E há tantas possibilidades diferentes de percepções quando temos que lidar uns com os outros!

Nem sempre vemos os indivíduos como eles são, porque criamos uma imagem a partir do background racial ou cultural de cada um. Idade, sexo, profissão, grau de beleza somam-se em algo que se torna uma barreira sutil ou óbvia no nosso relacionamento com as pessoas. É uma categorização precisa, do tipo "serve ou não serve". Não tem nuances. É como se não houvesse um gradiente de infinitas cores.

O que vejo quando as pessoas começam a se abrir é que elas passam a admirar mais umas às outras. Primeiro porque podem reconhecer fragmentos delas em outros. E, assim, diante do imperfeito, praticar tolerância e amor. Para com elas mesmas. Para com todas as pessoas.

Ao nos conscientizarmos de que vivemos um processo de vida coletivo, percebemos como somos complexos e múltiplos e quantas cores faltavam em nossa existência que não estávamos enxergando. Passar por um processo de autoconhecimento é limpar nossa janela, como no conto, e nos tornar aptos a oferecer amor incondicional. Só assim nossos relacionamentos passam a ser mais virtuosos e menos viciosos e aprendemos a estabelecer o olhar do belo, enxergando as virtudes da alma em vez dos vícios e das fraquezas.

Qualquer relação que você queira estabelecer com alguém passa pela tolerância e pelo amor. Queremos que o outro seja de uma maneira, mas ele é o que é.

E quando uma pessoa olha nos olhos da outra e diz "Eu te vejo", "Eu enxergo você", e "Eu deixo que você me enxergue", isso se torna uma conexão muito profunda. Porque todos queremos ser vistos como pessoas. E queremos ser vistos do jeito que somos, sem sermos julgados. Para isso, precisamos enxergar o outro como ele é. De verdade. Com suas luzes e sombras.

Sabe o relato da mãe? Quando aquela conversa terminou, ela me abraçou e eu fiquei imaginando como deve ter ficado aliviada. Por ter sido reconhecida em suas limitações, fragilidades, em sua entrega genuína à maternidade, que pode não ter sido o bastante para a filha, mas era o que ela podia oferecer. Nesse processo de aceitação mútua, sempre temos que estar atentos e dispostos a perceber as limitações do outro. E, se queremos receber amor, precisamos nos dispor a transmiti-lo e a reconhecê-lo. Saber aceitar e entregar.

Tolerar é amar. Amar é tolerar. Amor e tolerância andam de mãos dadas na dança da vida. Quando um deles vira um tropeço, ou o amor ou a tolerância precisa ser recuperado. Antes que seja tarde.

Tolerar é amar.
Amar é tolerar.
Amor e tolerância
andam de mãos dadas
na dança da vida.

13

UM LUGAR PARA TODOS

Transformar a si mesmo é uma das grandes missões do ser humano, mas fazer essa travessia requer coragem. Coragem porque assim que atravessamos a ponte, assim que damos o primeiro passo, não há como retroceder. O bom é que ao atravessarmos essa ponte existe um lugar. Um lugar para todos.

Ao mesmo tempo que a travessia se torna um grito de liberdade, em que encontramos nossa potência e força, ela pode ser um período em que não sabemos como será o futuro. Muitas vezes criamos cenários tão sombrios do futuro que, quando efetivamente chegamos nele, vemos que nossa imaginação não correspondia à realidade. Que o que passamos a viver é muito mais cheio de infinitas e lindas possibilidades do que a nossa mente limitada poderia conceber.

Talvez algumas coisas neste livro não tenham feito sentido para você até aqui, mas não estamos falando apenas de aceitar sua sexualidade. Estamos falando de ser você mesmo e arcar com a responsabilidade de se tornar *você* em seu ecossistema – seja ele familiar ou profissional.

A decisão de se transformar é sempre muito particular, mas o que vejo é que, quando as pessoas escolhem o caminho da transformação, se libertam em todos os sentidos. Elas se tornam seres humanos que conseguem atingir um grau de plenitude que não se limita a momentos.

A sua felicidade está diretamente ligada a esse movimento, e o maior propósito da nossa existência é chegar nesse lugar. É um desserviço ficar fora dele.

Ao longo desse processo, você viu as diversas histórias que eu trouxe e que apontam que cada caminho é individual e que cada um faz sua travessia particular.

Não é fácil encarar nossas dores e nossas sombras, mas, depois que entramos de cabeça em uma transformação, mesmo que tenhamos que lidar com o medo, entendemos que esse é um caminho muito forte e poderoso para que seja ignorado.

Tenho um aluno de 25 anos que, ao se conectar consigo mesmo em essência – o seu eu mais divino e sublime – durante uma imersão comigo, passou a viver dias de medo por achar que poderia voltar ao eu antigo, que já não correspondia ao que ele queria para a vida. Ele se perguntava: *O que é isso que estou vivendo?* Não sabia como explicar para sua família a forma como estava lidando consigo mesmo, com seu trabalho. "Está tudo diferente, sublime", dizia.

A transformação nos quebra em pedacinhos para que possamos construir algo novo – e isso pode ser assustador, porque a maioria de nós quer continuar no conforto, no controle, no que já conhece, em vez de pisar em território desconhecido.

Não existe uma linha reta que nos leve a um lugar. Estamos neste plano tentando recriar nossas histórias a partir de nossas vivências particulares, e é uma ilusão acreditar que a vida ficará perfeita. Precisamos fazer um movimento de aceitação para entender que é uma dimensão dual e que, mesmo que possamos transpor os obstáculos que se colocam diante de nós, vamos continuar caindo em armadilhas, contradições, sendo pegos pelo medo.

Só que, quanto mais transcendemos as limitações da nossa mente, mais próximos ficamos do nosso *eu real*, porque acessamos a nossa essência.

Existe uma imensa e inesgotável fonte de luz brilhando no universo, e cada um de nós é um pontinho dessa luz. Quando estamos fechados para a vida, não a vemos. Ela simplesmente não brilha. E assim ficamos no automático, como ratinhos na roda da vida, e não damos espaço para mais nada.

Conforme vamos nos curando emocional, espiritual e energeticamente, essa luz vai se ampliando. E, conforme você enxerga a luz, você a recebe. Sabe para onde ela o guia.

Quando percebo essa mudança de padrão nos meus alunos, vejo que eles compreendem como a mudança externa está alinhada com a transformação interna. E acabam se dando conta de que são seres espirituais em uma experiência terrena.

Dessa forma, vão dando espaço para que a vibração de luz os preencha.

As escolhas que fazemos diariamente em nossas vidas podem impactar em tudo, por isso devemos entender se estamos conscientes das nossas escolhas ou se estamos nos moldando pelos outros.

Nesse momento, a autorresponsabilidade é muito importante, pois sempre pagamos o preço ao tomarmos decisões limitadas e programadas por outros, não por nós mesmos. Muitos alunos percebem que nesse novo lugar, o lugar da verdade, visualizamos tantas mudanças que a partir de determinado momento não temos mais dúvidas sobre nós e sobre o que queremos.

A pessoa sai da inércia, se torna atenta à sua missão de vida e não duvida mais disso. Tem certeza inclusive de que seus projetos darão certo e de que uma vida abundante se fará presente. É um lugar de segurança, onde se sente protegida pela vida espiritual, que nos dá um grande colo neste momento.

Assim, conseguimos relativizar os problemas que temos e enxergamos a vida através de um outro prisma.

Ao nos dedicarmos a cuidar do nosso mundo emocional, energético e espiritual, acessamos o portal da abundância – lembrando que é uma jornada, e não uma linha de chegada. Você vai cada vez mais se nutrindo no seu *eu divino* para chegar à plenitude.

Para nos colocarmos em movimento, precisamos enxergar que o ego tenta nos controlar quando estamos em expansão. E a espiritualidade é inteligente nesse aspecto, porque nos acompanha somente até onde deveríamos ir. Ela é de uma inteligência grandiosa, que nos ensina cada vez mais.

Devemos confiar que o processo nos cura. Não resolveremos todos os nossos problemas nem nos livraremos de todas as sombras de uma vez só, porém, ao embarcarmos nessa viagem, vemos e sentimos que nunca estivemos tão perto de tudo que desejamos para nossas vidas.

Este livro é um grande convite. Um envelope em cima de uma mesa esperando para ser aberto, para que você leia a mensagem e se reconecte com sua verdade, com sua essência, com seu eu divino e com sua paz interior.

Aquele que se rende a essa mudança se torna consciente, guia e manifesta atitudes que despejam um oceano de bênçãos sobre si e sobre quem os cerca.

A alma que tem leveza pode voar.

Voe. Sua alma merece.

A transformação nos quebra em pedacinhos para que possamos construir algo novo — e isso pode ser assustador, porque a maioria de nós quer continuar no conforto, no controle, no que já conhece, em vez de pisar em território desconhecido.

AGRADECIMENTOS

Aos meus milhares de alunos, que me permitem viver minha missão nestes últimos anos. A todos os profissionais que me ajudaram a me curar dos meus bloqueios emocionais em minha jornada de vida. À Julia Rossini, que me fez perceber com muita sensibilidade a urgência do nascer deste livro. À Cinthia Dalpino, que brilhantemente me ajudou a tecer este projeto. A Deus e ao plano espiritual, por toda a guiança nesta existência e por toda a coragem dada a mim para contar esta história.

FONTES Tiempos, Proxima Nova
PAPEL Pólen Natural 90 g/m²
IMPRESSÃO Imprensa da Fé